Der Bauplan des selbstheilenden Gehirns

Ein täglicher Leitfaden, um Ihr Gehirn für langfristige Gesundheit zu trainieren

Von Joe Correa

Veröffentlicht von Live Stronger Faster

Dieses Buch dient ausschließlich zu Bildungs- und Informationszwecken. Der Autor und der Verlag erbringen keine rechtliche, finanzielle oder andere professionelle Beratung. Leser sollten einen qualifizierten Fachmann konsultieren, bevor sie finanzielle Entscheidungen treffen.

Erste Auflage

Inhaltsverzeichnis

Einleitung

Das menschliche Gehirn ist die mächtigste Apotheke, das fortschrittlichste Labor und das außergewöhnlichste Heilungsinstrument, das je erschaffen wurde. Jeder Gedanke, jede Emotion und jede Entscheidung, die Sie erleben, sendet chemische Signale durch Ihren gesamten Körper, die entweder Krankheiten fördern oder Gesundheit wiederherstellen können. In der Vergangenheit wurde Heilung als etwas betrachtet, das dem Körper widerfährt, nicht als etwas, das im Geist beginnt. Doch die Wissenschaft zeigt heute, dass das Gehirn kein passiver Beobachter ist – es ist der Dirigent der gesamten Symphonie der Gesundheit des Körpers. **Der Bauplan des selbstheilenden Gehirns** ist Ihr täglicher Leitfaden, um diese Kraft zu verstehen und bewusst zu nutzen. Er bietet Ihnen eine klare Orientierung, um Krankheiten vorzubeugen, Schäden umzukehren und geistige sowie körperliche Vitalität ein Leben lang zu erhalten.

Seit Jahrhunderten suchen Menschen Heilung durch äußere Mittel – Medikamente, Operationen und Substanzen, die versuchen zu reparieren, was beschädigt ist. Doch in jedem von uns existiert ein System von unendlicher Intelligenz, das zur Reparatur fähig ist, wenn es die richtigen Bedingungen erhält. Jeder Herzschlag, jeder Atemzug und jede Zellreparatur wird durch die Kommunikation des Gehirns mit dem Körper gesteuert. Was viele Menschen nicht erkennen, ist, dass diese Kommunikation trainiert, verbessert und optimiert werden kann – durch tägliche mentale Praktiken, Ernährung, Bewegung und emotionale Ausgeglichenheit. Das Ergebnis ist nicht nur die Abwesenheit von Krankheit, sondern das Vorhandensein von anhaltender Energie, Klarheit und Widerstandskraft.

Ihr Gehirn funktioniert wie ein Supercomputer, der ständig nach Signalen von Sicherheit oder Bedrohung sucht. Wenn es Gefahr wahrnimmt – sei es durch eine körperliche Verletzung, einen stressvollen Gedanken oder eine ungelöste emotionale Wunde – aktiviert es die Kampf-oder-Flucht-Reaktion und überschwemmt den Körper mit Stresshormonen. Diese Hormone sind kurzfristig hilfreich, aber langfristig zerstörerisch. Chronischer Stress programmiert Ihr Gehirn darauf um, dauerhaft im Alarmzustand zu bleiben, wodurch Verdauung gehemmt, das Immunsystem geschwächt und der Alterungsprozess beschleunigt wird. Der Selbstheilungsprozess beginnt, wenn Sie Ihr Gehirn neu trainieren, die Welt anders zu interpretieren – mit Ruhe statt Chaos, mit Fokus statt Angst zu reagieren. Dies ist das Fundament dieses Bauplans.

Heilung ist kein Wunder; sie ist ein Prozess der Ausrichtung. Jeder Gedanke setzt Neurochemikalien frei. Jeder Atemzug beeinflusst Ihre Herzfrequenz. Jede Entscheidung sendet Anweisungen an Ihre Gene. Mit der Zeit formen diese mikroskopischen Entscheidungen die Architektur Ihrer Gesundheit. Ihr Körper wird zum physischen Protokoll Ihrer häufigsten Gedanken und Emotionen. Wenn Sie lernen, diesen Prozess bewusst zu steuern, können Sie Ihrem Körper buchstäblich beibringen, sich selbst zu heilen. Die moderne Neurowissenschaft nennt dies **Neuroplastizität** – die Fähigkeit des Gehirns, sich aufgrund wiederholter Erfahrungen neu zu organisieren und neu zu verdrahten. Das bedeutet, dass Sie niemals festgelegt sind. Ihr Gehirn kann seine Struktur, seine Chemie und sogar seine genetische Ausdrucksweise verändern, um Ihrem gewünschten Zustand zu entsprechen.

Stellen Sie sich vor, jeden Tag aufzuwachen und zu wissen, dass Ihr Gehirn die Werkzeuge besitzt, um Ihren Körper zu reparieren und zu optimieren. Sie können Ihr Immunsystem stärken, Hormone ausgleichen, Entzündungen reduzieren und sogar Verdauung und Schlaf verbessern – einfach indem Sie Ihren Geist trainieren. Dieses Buch wird Ihnen zeigen, wie Sie diese wissenschaftlichen Erkenntnisse in praktische tägliche Gewohnheiten umsetzen können. Durch Atemübungen, Achtsamkeit, Visualisierung und gezielte Neuroplastizitätsübungen bauen Sie eine Grundlage für langfristige Vitalität auf. Gleichzeitig entdecken Sie die emotionalen und spirituellen Komponenten der Selbstheilung – die innere Sprache von Frieden, Dankbarkeit und Glauben, die Gedanken in Medizin verwandelt.

Die Reise der Selbstheilung beginnt mit Bewusstsein. Die meisten Menschen leben getrennt von ihren eigenen inneren Signalen, betäuben Schmerzen, ignorieren ihre Intuition und verwechseln Stress mit Produktivität. Doch sobald Sie lernen zuzuhören, erhalten Sie Zugang zu einem Echtzeit-Rückmeldesystem, das Ihnen genau sagt, was Ihr Körper braucht. Ihr Gehirn passt ständig Blutdruck an, setzt Hormone frei und produziert Neurotransmitter, um Gleichgewicht zu erhalten. Wenn Sie Ihre Denkweise, Ihren Atem und Ihre täglichen Routinen mit dieser inneren Intelligenz in Einklang bringen, verstärken Sie die natürliche Heilungsreaktion Ihres Gehirns. Sie beginnen, in Kohärenz zu leben – einem Zustand, in dem Herz, Gehirn und Körper harmonisch miteinander kommunizieren.

Im Verlauf dieses Bauplans werden Sie wissenschaftlich fundierte Werkzeuge und uraltes Wissen kennenlernen, die in einer zeitlosen Wahrheit zusammenlaufen: **Heilung beginnt im Geist**. Studien der Epigenetik zeigen, dass Ihre Gedanken und Emotionen Gene aktivieren oder deaktivieren können, die mit Krankheiten verbunden sind. Achtsamkeitsforschung zeigt messbare Reduktionen von Blutdruck, Cortisol und chronischen Schmerzen. Visualisierung und Überzeugung haben sich als wirksam erwiesen, um die Genesung nach Operationen, Traumata und Krankheiten zu beschleunigen. Nichts davon ist Zufall – es ist das Ergebnis der Fähigkeit des Gehirns, Bewusstsein in Biologie zu übersetzen.

Jedes Kapitel dieses Buches dient als praktischer Schritt auf dem Weg zur Meisterschaft der Selbstheilung. Sie lernen, eine morgendliche Routine zur „Gehirn-Neuausrichtung“ zu entwickeln, die die Chemie Ihres Körpers für den kommenden Tag vorbereitet. Sie entdecken Abendpraktiken, die das parasympathische Nervensystem aktivieren, um Zellen zu reparieren und tiefen Schlaf zu fördern. Sie erfahren, wie Ernährung, Bewegung und positive emotionale Zustände Ihre Neuronen nähren und Ihre Lebensdauer verlängern. Außerdem integrieren Sie Reflexionstechniken, die Ihr Gehirn trainieren, alte emotionale Muster loszulassen, die Sie in Kreisläufen aus Stress und Erschöpfung gefangen halten.

Heilung verläuft nicht linear – sie ist zyklisch, rhythmisch und persönlich. Es wird Tage geben, an denen Fortschritte unsichtbar erscheinen, und andere, an denen Durchbrüche mühelos wirken. Der Schlüssel ist **Beständigkeit**. Das Gehirn lernt durch Wiederholung, nicht durch Intensität. Jedes Mal, wenn Sie Ruhe statt Wut wählen, Dankbarkeit statt Frustration, Fokus statt Ablenkung, stärken Sie die neuronalen Schaltkreise, die Heilung fördern. Mit der Zeit werden diese kleinen täglichen Entscheidungen automatisch – sie werden zu Ihrer neuen Normalität. **Der Bauplan des selbstheilenden Gehirns** ist keine schnelle Lösung; er ist ein lebenslanges Betriebssystem, das Ihren Geist und Körper in Höchstform hält.

Während Sie diese Reise fortsetzen, erinnern Sie sich daran: Ihre Gedanken sind nicht machtlos – sie sind **Rezepte**. Sie sind kein Zuschauer Ihrer Heilung – Sie sind ihr Autor. Ihr Gehirn hört jedes Wort, das Sie denken, jedes Bild, das Sie erschaffen, und jede Emotion, die Sie nähren. Die Frage lautet: Welche Anweisungen geben Sie ihm? Wenn Sie lernen, diese Signale mit Klarheit und Absicht zu lenken, reagiert Ihre gesamte Biologie darauf. Dieses Buch ist Ihr Leitfaden zu dieser Meisterschaft. Wenn Sie das letzte Kapitel erreichen, werden Sie nicht nur verstehen, wie Heilung funktioniert – Sie werden wissen, wie Sie **aufblühen** können, indem Sie Ihr eigenes Gehirn als Bauplan für lebenslange Gesundheit, Glück und Vitalität nutzen.

Kapitel 1: Der tägliche Gehirn-Reset – Ihren Geist für Heilung neu programmieren

Jeder Tag beginnt mit einer Entscheidung – ob Sie aus der Erinnerung heraus leben oder aus der bewussten Gestaltung heraus. Das menschliche Gehirn ist, so erstaunlich seine Struktur auch ist, durch Wiederholung programmiert. Wenn Sie jeden Morgen mit denselben Gedanken aufwachen, dieselben Emotionen fühlen und dieselben Routinen ausführen, wird Ihr Gehirn weiterhin dieselbe Chemie produzieren und denselben biologischen Zustand wie am Vortag verstärken. Dieser Kreislauf ist der Grund, warum sich viele Menschen festgefahren fühlen, selbst wenn sie sich bewusst Veränderung wünschen. Das Gehirn verändert sich nicht allein durch Absicht – es verändert sich durch gezielte Praxis. Der tägliche Gehirn-Reset ist Ihre Methode, diesen Kreislauf zu durchbrechen und Ihren Geist neu zu trainieren, damit er Ihrem Körper neue heilende Signale sendet.

Der Zweck des täglichen Gehirn-Resets besteht darin, Ihr Nervensystem aus dem „Überlebensmodus“, der das moderne Leben oft dominiert, in den „Heilungsmodus“ zu versetzen. Im Überlebensmodus verengt sich der Fokus des Gehirns – es priorisiert Sicherheit, Dringlichkeit und Gewohnheit. Dadurch werden Stresshormone wie Cortisol und Adrenalin im Körper freigesetzt, wodurch Verdauung, Fortpflanzung und langfristige Reparaturprozesse unterdrückt werden. Der Heilungsmodus hingegen wird durch ruhige Aufmerksamkeit, Dankbarkeit und tiefe Präsenz aktiviert. In diesem Zustand setzt Ihr Körper Wachstumshormone, Neurotransmitter und Immunfaktoren frei, die Gewebe regenerieren, Hormone ausgleichen und Entzündungen reduzieren. Im Grunde bringen Sie Ihrem Gehirn bei, Ihrem Körper zu sagen: Du bist sicher. Du kannst jetzt heilen.

Beginnen Sie Ihren Tag, indem Sie eine innere Absicht setzen, bevor Sie Ihr Telefon überprüfen, Nachrichten lesen oder sich in Verpflichtungen stürzen. Bleiben Sie nach dem Aufwachen einige Augenblicke still liegen. Schließen Sie die Augen und nehmen Sie fünf langsame Atemzüge. Atmen Sie vier Sekunden lang tief durch die Nase ein, halten Sie den Atem zwei Sekunden an und atmen Sie sechs Sekunden lang durch den Mund aus. Dies signalisiert Ihrem Vagusnerv, das parasympathische Nervensystem zu aktivieren – den natürlichen Ruhe- und Heilungsmechanismus des Körpers. Stellen Sie sich bei jedem Ausatmen vor, dass Sie die Sorgen, Enttäuschungen oder Ängste des gestrigen Tages loslassen. Während Sie atmen, richten Sie Ihre Aufmerksamkeit auf den gegenwärtigen Moment. Spüren Sie Ihren Herzschlag, das Gewicht Ihres Körpers auf dem Bett, die Geräusche um Sie herum. Dies ist der Beginn Ihres neuronalen Resets – der Übergang vom automatischen Überleben zur bewussten Gestaltung.

Visualisieren Sie anschließend die Version von sich selbst, die bereits gesund, stark und innerlich ruhig ist. Stellen Sie sich das nicht nur vor – fühlen Sie es. Sehen Sie Ihren idealen Körper, wie er sich auf zellulärer Ebene repariert, Ihr Immunsystem stark und ausgeglichen, Ihren Geist klar und fokussiert. Wenn Sie sich emotional mit diesem Bild verbinden, beginnt Ihr Gehirn, es als reale Erfahrung zu verankern. Der Geist unterscheidet nicht zwischen lebhaft vorgestellten und tatsächlich erlebten Erfahrungen. Wenn Sie Ihren gewünschten Zustand täglich mental „proben", entstehen neue neuronale Verbindungen, die diese Version von Ihnen unterstützen. Mit der Zeit werden diese zu den Standardbahnen Ihres Gehirns – und Ihr Körper lernt, in Gesundheit statt in Krankheit zu leben.

Um diese neuen Muster zu verstärken, integrieren Sie Dankbarkeit in Ihren Reset. Dankbarkeit ist nicht nur ein positives Gefühl – sie ist ein biologischer Katalysator für Heilung. Studien zeigen, dass regelmäßige Dankbarkeitspraxis Dopamin und Serotonin erhöht – die natürlichen Antidepressiva des Gehirns – und gleichzeitig Entzündungsmarker reduziert. Nennen Sie nach Ihrer

Visualisierung mindestens drei Dinge, für die Sie dankbar sind, egal ob groß oder klein. Spüren Sie die Emotion, nicht nur den Gedanken. Dankbarkeit verändert innerhalb weniger Minuten die chemische Signatur Ihres Körpers, schaltet die Kampf-oder-Flucht-Reaktion ab und bringt das Immun- und Hormonsystem wieder ins Gleichgewicht. Sie erschaffen buchstäblich die Biochemie des Wohlbefindens allein durch Ihre Gedanken.

Der nächste Bestandteil Ihres täglichen Gehirn-Resets ist Bewegung. Körperliche Aktivität versorgt das Gehirn mit Sauerstoff, stimuliert die Neurogenese – die Bildung neuer Nervenzellen – und stellt das hormonelle Gleichgewicht wieder her. Das bedeutet nicht, dass Sie intensive Workouts machen müssen. Sanftes Dehnen, ein Spaziergang oder fünf Minuten bewusste Atmung können denselben neurologischen Nutzen aktivieren. Entscheidend ist Bewegung mit Achtsamkeit. Konzentrieren Sie sich während der Bewegung auf den Rhythmus Ihres Atems, das Gefühl Ihrer Muskeln und die Ausrichtung Ihrer Körperhaltung. Dadurch verankern Sie Ihr Bewusstsein im Körper und stärken die Verbindung zwischen Gehirn und Körper – die Grundlage jeder Heilung.

Beenden Sie Ihren Reset schließlich mit Affirmationen und Reflexion. Sprechen Sie mit sich selbst, als würden Sie einen leistungsstarken Computer programmieren – denn genau das tun Sie. Aussagen wie „Mein Körper weiß, wie er heilen kann", „Ich bin ruhig und zentriert" oder „Jede Zelle meines Körpers arbeitet in Harmonie" wirken wie verbale Codes, die neuronale Muster neu verdrahten. Je mehr emotionale Intensität Sie in diese Affirmationen legen, desto schneller integrieren sie sich. Danach folgt die Reflexion: Nehmen Sie sich eine Minute Zeit, um darüber nachzudenken, wie Sie sich heute fühlen möchten – nicht nur darüber, was Sie erreichen müssen. Emotionen sind Ihr energetisches Navigationssystem. Wenn Sie sie bewusst wählen, organisiert Ihr Gehirn automatisch Gedanken und Handlungen, die zu diesem Zustand passen.

Wenn Sie diese Praxis täglich anwenden, wird der Gehirn-Reset zur Gewohnheit. Innerhalb weniger Wochen beginnt sich Ihre Physiologie zu verändern – Blutdruck sinkt, Entzündungen nehmen ab, Schlaf verbessert sich und Konzentration wird klarer. Innerhalb weniger Monate verlieren alte emotionale Auslöser ihre Macht, und Ihr Gefühl von Selbstkontrolle wächst. Ihr Gehirn hört auf, nur auf das Leben zu reagieren – es beginnt, es bewusst zu gestalten. Jeden Morgen wiederholen Sie nicht mehr die Vergangenheit – Sie proben die Zukunft. Genau darin liegt die Essenz des Bauplans des selbstheilenden Gehirns: kleine, konsequente Handlungen, die Ihre Biologie auf lebenslange Vitalität ausrichten.

Elena programmiert ihren Geist für Heilung neu

Die Morgensonne fiel durch die dünnen Vorhänge und zeichnete goldene Streifen an Elenas Schlafzimmerwand. Früher begann jeder Tag auf die gleiche Weise – sie griff nach ihrem Telefon, noch bevor ihre Füße den Boden berührten. Die ersten Benachrichtigungen des Tages waren immer dieselben: Arbeits-E-Mails, soziale Medien, Nachrichten, die warten konnten, aber es nie taten. Um 7:30 Uhr war ihr Herzschlag bereits beschleunigt, ihre Schultern angespannt und ihr Atem flach. Jahrelang hatte sie nicht bemerkt, wie ihr Körper jeden Tag im Kampfmodus begann. Ihr Geist lief schon vor dem Frühstück einen Marathon.

Doch etwas hatte sich verändert. Drei Monate zuvor hatte ihr Arzt ihr erklärt, dass ihre chronische Müdigkeit und ihre Autoimmun-Symptome nicht durch eine schwere Krankheit verursacht wurden – sondern durch Stresschemie, die niemals abschaltete. „Ihr Körper kennt den Unterschied nicht zwischen einem Tiger, der Sie verfolgt, und Ihrem täglichen Terminkalender", hatte er gesagt. „Ihr Gehirn hält den Alarm eingeschaltet." In jener Nacht, als sie nicht schlafen konnte, fand sie online einen Vortrag über Neuroplastizität – die Wissenschaft, wie Gedanken das Gehirn verändern können. Zum ersten Mal erkannte sie, dass sie sich vielleicht von innen heraus heilen konnte.

Jetzt, als das Sonnenlicht ihr Gesicht wärmte, widerstand Elena dem Impuls, nach ihrem Telefon zu greifen. Stattdessen legte sie eine Hand auf ihr Herz und nahm einen langsamen, bewussten Atemzug. Einatmen durch die Nase, halten, ausatmen durch den Mund. Zunächst fühlte es sich ungewohnt an, wie ein fremder Rhythmus. Sie versuchte es erneut. Und wieder. Beim fünften Atemzug verlangsamte sich ihr Puls, und etwas in ihr wurde weicher. Sie stellte sich vor, wie ihr Gehirn den Kanal wechselte – vom Lärm des Überlebens zur Ruhe der Heilung. Zum ersten Mal seit Jahren fühlte sich ihr Körper sicher an.

Sie stellte sich vor, wie sie durch ein Feld ging – stark und gesund, mit strahlender Haut, klarem Geist und einem leichten Lachen. Zunächst fühlte es sich wie Wunschdenken an. Doch sie erinnerte sich an das, was sie gelernt hatte: Das Gehirn kann den Unterschied zwischen Realität und lebhafter Vorstellung nicht erkennen. Also ließ sie sich darauf ein. Sie spürte das Sonnenlicht auf ihrer Haut, die kühle Brise, die Kraft in ihren Beinen. Langsam begann ihr Körper zu reagieren. Eine sanfte Welle des Friedens breitete sich in ihrer Brust aus. Ihr Atem wurde tiefer. Ihr Gehirn hörte zu.

Danach flüsterte sie leise: „Danke.“ Nicht zu jemand Bestimmtem, sondern zum Leben selbst. Sie begann aufzuzählen, wofür sie dankbar war – das Lachen ihrer

Tochter, der Geschmack des morgendlichen Tees, die stillen Momente zwischen den Aufgaben. Während sie die Dankbarkeit fühlte, bemerkte sie eine Wärme, die sich in ihrem Körper ausbreitete, wie Sonnenlicht unter ihrer Haut. Jahrelang hatten ihre Morgen mit Anspannung begonnen. Jetzt begannen sie mit Frieden. Sie brachte ihrem Gehirn eine neue Sprache bei.

Sie stand auf, streckte ihre Arme und bewegte sich langsam durch einige Yoga-Positionen. Jede Bewegung war ein Signal an ihren Körper: Ich lebe. Ich bin sicher. Sie spürte, wie ihre Muskeln erwachten, ihr Geist klarer wurde und ihr Herzschlag sich stabilisierte. Ihre morgendliche Bewegung war nicht mehr nur Training – sie war Kommunikation. Jede Dehnung, jeder Atemzug war ein Dialog zwischen ihrem Gehirn und ihren Zellen, eine Botschaft, dass Heilung begonnen hatte.

Bevor sie ihr Zimmer verließ, stellte sie sich vor den Spiegel und sprach leise: „Mein Körper weiß, wie er heilen kann. Mein Gehirn und mein Herz arbeiten zusammen. Ich bin in Harmonie.“ Ihr Spiegelbild lächelte zurück – nicht perfekt, aber ehrlich. Es war kein Mantra, zu dem sie sich zwang zu glauben; es war eine Wahrheit, an die sie sich langsam wieder erinnerte.

Wochen vergingen. Die Praxis wurde so selbstverständlich wie Zähneputzen. Elenas Symptome begannen zu verschwinden – die ständige Müdigkeit, der Nebel im Kopf, die Schmerzen, die jahrelang geblieben waren. Ihre Kollegen bemerkten ihre Energie. Ihre Tochter sagte, sie wirke leichter, glücklicher. Doch die tiefste Veränderung geschah in ihrem Inneren: Sie wachte nicht mehr mit Angst vor dem Tag auf. Ihr Gehirn hatte Sicherheit gelernt – und ihr Körper war gefolgt.

Eines Abends, als sie den Sonnenuntergang betrachtete, dachte Elena darüber nach, wie weit sie gekommen war. Der Arzt hatte recht gehabt – das Problem war nicht ihr Körper gewesen, sondern die Programmierung ihres Gehirns. Doch was ihr niemand gesagt hatte, war, dass sie die Macht besaß, den Code neu zu schreiben. Heilung war nichts, das ihr einfach widerfuhr – es war etwas, das sie selbst tat. Es war die tägliche Entscheidung, ins Gleichgewicht zurückzukehren und ihrem Körper zu zeigen, dass er bereits ganz war.

Als die Dunkelheit den Himmel erfüllte, schloss sie die Augen und atmete erneut. Einatmen, halten, ausatmen.

„Morgen“, flüsterte sie, „setzen wir wieder neu an.“

Ihr Gehirn, das zuhörte, stimmte still zu.

Kapitel 2: Die Geist–Körper-Kommunikationsschleife – Wie Gedanken zu Biologie werden

Ihr Gehirn und Ihr Körper befinden sich in einem ständigen Dialog. Jede Sekunde reisen Milliarden von Signalen durch das Nervensystem, hormonelle Bahnen und zelluläre Rezeptoren. Diese Signale sind die Sprache des Lebens – ein fortlaufendes Gespräch zwischen Gedanken und Gewebe, Emotion und Chemie, Wahrnehmung und Physiologie. Der Schlüssel zur Selbstheilung liegt darin, zu lernen, diese Kommunikationsschleife bewusst zu beeinflussen. Wenn Ihre Gedanken Botschaften von Stress, Angst oder Verzweiflung senden, reagiert Ihr Körper mit Spannung, Entzündungen und Ungleichgewicht. Wenn Ihre Gedanken Ruhe, Sicherheit und Dankbarkeit ausdrücken, reagiert Ihr Körper mit Reparatur, Regeneration und Gleichgewicht. Diese Schleife zu verstehen, ist die Grundlage des Selbstheilungsprozesses.

Im Kern steuert das Gehirn nicht nur den Körper – es ist der Körper. Jede Emotion erzeugt eine Kaskade von Neurotransmittern und Hormonen, die Ihre Zellen in Echtzeit verändern. Wenn Sie an etwas Stressiges denken, aktiviert Ihr Hypothalamus das sympathische Nervensystem und löst die Freisetzung von Cortisol und Adrenalin aus. Ihre

Herzfrequenz steigt, Ihre Muskeln spannen sich an, und Ihre Verdauung verlangsamt sich. Diese Reaktionen sind für kurze Überlebensphasen gedacht, doch wenn sie täglich bestehen bleiben, werden sie zerstörerisch. Chronischer Stress verändert buchstäblich die Struktur Ihres Gehirns – er verkleinert den Hippocampus (verantwortlich für Gedächtnis und Lernen) und überaktiviert die Amygdala (das Angstzentrum). Das erklärt, warum so viele Menschen in einem Zustand der Erschöpfung und emotionalen Reaktivität leben, ohne zu erkennen, dass ihre Gedanken ihre Biologie steuern.

Die Umkehr dieses Prozesses beginnt mit Bewusstsein. Der erste Schritt, um die Kommunikation zwischen Geist und Körper zu meistern, besteht darin, Ihre mentale Umgebung zu erkennen. Im Laufe eines Tages erzeugt Ihr Gehirn etwa 60.000 Gedanken. Die meisten davon sind repetitiv und unbewusst. Viele stammen aus Konditionierungen – den Geschichten, die Sie von Ihren Eltern, Ihrer Kultur und Ihren vergangenen Erfahrungen übernommen haben. Beginnen Sie damit, Ihre Gedanken ohne Urteil zu beobachten. Achten Sie darauf, wenn Ihr Geist in Sorgen, Groll oder Selbstkritik abdriftet. Jedes dieser Muster sendet eine entsprechende biochemische Botschaft an Ihren Körper und weist ihn an, Stresschemie zu produzieren. Allein das Bewusstwerden dieser mentalen Gewohnheiten unterbricht die automatische

Schleife. Bewusstsein ist der erste Akt der Selbst-Neuprogrammierung.

Ersetzen Sie anschließend alte Signale durch heilende. Wenn Sie einen negativen Gedanken bemerken, atmen Sie tief ein und lenken Sie Ihre Aufmerksamkeit bewusst um. Wenn Sie sich zum Beispiel dabei ertappen zu denken: „Ich bin erschöpft und kann nicht mehr mithalten“, halten Sie inne und sagen Sie: „Mein Körper kalibriert sich neu und wird jeden Tag stärker.“ Sie leugnen nicht die Realität – Sie schreiben lediglich das Skript neu, das Ihr Körper hört. Mit der Zeit wird diese neue innere Sprache zu Ihrem dominierenden Signal. Jeder Gedanke, den Sie mit Emotion wiederholen, wird zu einem Befehl, den Ihr Gehirn speichert und Ihr Körper ausführt. Wiederholung ist der Mechanismus der Neuroplastizität. So wie schädliche Gedankenschleifen krank machen können, können heilende Gedankenschleifen Gleichgewicht wiederherstellen.

Um diesen Prozess zu vertiefen, beziehen Sie Ihre Sinne mit ein. Visualisierung ist eine der Hauptsprachen des Gehirns. Wenn Sie sich eine beruhigende Szene oder ein gesund funktionierendes Organ vorstellen, aktiviert Ihr Gehirn dieselben neuronalen Schaltkreise, als würde es tatsächlich geschehen. Studien zeigen, dass Patienten, die sich vorstellen, wie ihr Immunsystem Krankheiten bekämpft, schneller genesen. Sportler, die Bewegungen mental proben, verbessern ihre Leistung selbst ohne körperliches Training. Das Gehirn unterscheidet nicht zwischen vorgestellten und realen Sinneseindrücken; es reagiert einfach darauf. Deshalb sind geführte Visualisierungen, Meditation und sogar achtsames Tagträumen kraftvolle Werkzeuge, um Biologie zu beeinflussen. Was Sie sich konsequent vorstellen, beginnt Ihr Körper zu manifestieren.

Emotion wirkt dabei als Verstärker. Gedanken ohne Gefühl sind schwache elektrische Signale, doch Gedanken, die mit Emotion aufgeladen sind, erzeugen magnetische Felder, die stark genug sind, um Herzrhythmen und Genexpression zu verändern. Wenn Sie dankbare, liebevolle oder friedvolle Gedanken denken, synchronisieren sich Herz und Gehirn – ein Zustand, der als Kohärenz bekannt ist. In diesem Zustand produziert der Körper heilende Hormone wie DHEA und Oxytocin und reduziert gleichzeitig Stresschemikalien. Diese Synchronisation wurde mit stärkerer Immunität, niedrigerem Blutdruck und schnellerer Heilung nach Verletzungen in Verbindung gebracht. Die Praxis ist daher einfach, aber tiefgreifend: Denken Sie besser, fühlen Sie besser, leben Sie besser.

Um diese Schleife im Laufe des Tages aufrechtzuerhalten, nutzen Sie emotionale Kontrollpunkte. Halten Sie alle paar

Stunden inne und fragen Sie sich: „Was fühlt mein Körper gerade?“ Wenn Sie Spannung bemerken, atmen Sie tief durch und verfolgen Sie den Gedanken oder die Situation, die sie ausgelöst hat. Lassen Sie anschließend die emotionale Ladung bewusst los. Sie können dies durch Atemübungen, sanfte Bewegung oder sogar durch einen mentalen „Reset“-Satz wie „Ich wähle Ruhe“ tun. Der Körper spiegelt dieses Signal sofort wider. Innerhalb von Sekunden verlangsamt sich die Herzfrequenz, der Blutdruck sinkt und Muskelspannung nimmt ab. Wenn Sie dies im Laufe des Tages wiederholen, trainieren Sie Ihr Nervensystem, automatisch zum Gleichgewicht zurückzukehren statt zur Reaktivität.

Wenn diese bewusste Kommunikation zwischen Geist und Körper konsequent praktiziert wird, verdrahtet sie Ihre gesamte Physiologie neu. Sie werden weniger reaktiv, widerstandsfähiger und besser in der Lage, mit den Herausforderungen des Lebens umzugehen. Entzündungen nehmen ab, das Immunsystem wird stärker und geistige Klarheit wächst. Noch wichtiger ist, dass Sie die Autorschaft über Ihre Gesundheit zurückgewinnen. Sie fühlen sich nicht länger als Opfer von Umständen oder Genetik. Sie erkennen, dass Heilung ein Dialog ist – einer, der im Gehirn beginnt, durch das Herz reist und in jeder Zelle widerhallt. Wenn Sie diese Sprache meistern, lehren Sie Ihren Körper zuzuhören, zu reagieren und schließlich zu heilen.

Daniels Lösung

Der Regen klopfte sanft gegen das Fenster, während Daniel allein im Wartezimmer des Krankenhauses saß. Der Geruch von Desinfektionsmittel vermischte sich mit Kaffee in der Luft. Seine Hände zitterten leicht, während er auf seinem Telefon durch die Testergebnisse scrollte. Die Diagnose war vage, aber beängstigend – „chronische Entzündung", „Autoimmunmarker", „stressbedingte Funktionsstörung". Der Arzt hatte gesagt: „Ihr Körper greift sich selbst an. Wir werden weitere Tests durchführen." Doch Daniel konnte nicht verstehen, warum. Er hatte nie das Gefühl gehabt, dass sein Körper sein Feind war. Bis jetzt.

Mit den Tagen wurde Müdigkeit zu seinem ständigen Begleiter. Seine Gelenke schmerzten, seine Konzentration schwand, und sein Schlaf wurde oberflächlich. Er befolgte jede medizinische Anweisung – Medikamente, Nahrungsergänzungsmittel, Ernährungsumstellungen – doch etwas fühlte sich unvollständig an. Erst als ihm ein Freund ein kleines Buch über Neuroplastizität gab, begann eine neue Idee in ihm zu wachsen: Was, wenn sein Körper gar nicht kaputt war? Was, wenn er einfach nur zuhörte?

In jener Nacht, als er nicht schlafen konnte, saß Daniel still da. Zum ersten Mal begann er, seine Gedanken zu beobachten.

Was er entdeckte, erschreckte ihn. Sein Geist war ein Sturm aus Sorgen – endlose Selbstkritik, Reue und Angst vor der Zukunft. „Was, wenn ich nie besser werde? Was, wenn ich zu alt bin? Was, wenn ich wieder scheitere?“ Jeder dieser Gedanken brachte eine Welle der Spannung in seine Brust. Er bemerkte, dass sich sein Körper jedes Mal anspannte, wenn er etwas Beängstigendes dachte. Seine Hände verkrampften sich, sein Magen brannte, sein Herz raste. Es war, als würde sein Körper Wort für Wort Befehle aus seinem Geist entgegennehmen.

Entschlossen zu experimentieren, versuchte Daniel etwas Neues. Am nächsten Morgen, noch bevor seine Gedanken außer Kontrolle geraten konnten, schloss er die Augen und flüsterte: „Mein Körper weiß, wie er heilen kann.“ Er wiederholte es mehrmals, obwohl er es noch nicht vollständig glaubte. Dann stellte er sich sein Immunsystem als kleine Lichtstrahlen vor, die durch seinen Blutkreislauf flossen und alles reparierten, was sie berührten. Für einen Moment entspannte sich sein Körper. Er bemerkte, wie sich Wärme über seine Schultern ausbreitete, als wären die Lichter in seiner Vorstellung real. Sein Atem verlangsamte sich. Zum ersten Mal seit Wochen fühlte er Frieden.

Tage wurden zu Wochen. Jedes Mal, wenn sein Geist in Angst abdriftete, hielt er inne und ersetzte sie durch Dankbarkeit.

„Danke für meinen Atem. Danke für einen weiteren Sonnenaufgang." Wenn sich sein Körper anspannte, nahm er langsame, bewusste Atemzüge und wiederholte seinen neuen Satz: Ich wähle Ruhe. Manchmal wirkte es sofort. Manchmal nicht. Doch mit der Zeit bemerkte er kleine Veränderungen. Seine morgendliche Steifheit verschwand schneller. Seine Kopfschmerzen traten seltener auf. Selbst seine Verdauung verbesserte sich. Sein Arzt war überrascht, aber zufrieden. „Was auch immer Sie tun, machen Sie weiter damit", sagte sie.

Eines Nachmittags, während er durch den Park spazierte, blieb Daniel unter einer alten Eiche stehen. Der Wind ließ die Blätter über ihm rascheln wie sanften Applaus. Er bemerkte, dass sich sein Körper nicht mehr schwer anfühlte. Der Schmerz, der ihn einst definiert hatte, war nun nur noch eine Erinnerung. An seiner Stelle war ein ruhiges Gefühl der Sicherheit – etwas, das er seit Jahren nicht gespürt hatte. Da wurde ihm klar, dass sein Körper nie gegen ihn gewesen war. Er hatte nur auf andere Anweisungen gewartet.

An diesem Abend schrieb er vor dem Schlafengehen in sein Tagebuch:
„Meine Gedanken sind die Sprache, die mein Körper versteht. Jedes Mal, wenn ich Angst spreche, zieht er sich zusammen. Jedes Mal, wenn ich Frieden spreche, öffnet er sich. Heilung ist kein Wunder. Sie ist Kommunikation."

Von diesem Moment an wurde sein Leben zu einem Gespräch – nicht zwischen einem kranken Mann und seinem Körper, sondern zwischen einem bewussten Geist und einem willigen Verbündeten. Die Signale, die er durch Liebe, Dankbarkeit und Aufmerksamkeit sendete, wurden zu der Medizin, die sein Körper die ganze Zeit gebraucht hatte. Er sah Heilung nicht mehr als etwas, das er jagen musste. Sie geschah bereits – leise, tief in ihm – Wort für Wort, Gedanke für Gedanke, Atemzug für Atemzug.

Kapitel 3: Emotionale Chemie – Gefühle in heilende Energie verwandeln

Emotionen sind keine abstrakten Konzepte – sie sind chemische Ereignisse, die die innere Umgebung des Körpers formen. Jedes Gefühl, das Sie erleben, setzt eine bestimmte Mischung aus Hormonen, Neurotransmittern und Peptiden frei, die jedes Organ, jedes Gewebe und jede Zelle beeinflussen. Das bedeutet, dass Ihre Emotionen nicht nur psychologisch sind; sie sind biologische Anweisungen, die Ihr Gehirn an Ihren Körper sendet. Das Verständnis und die Transformation emotionaler Chemie gehören zu den kraftvollsten Werkzeugen, um die natürliche Heilungsreaktion des Körpers zu aktivieren.

Der durchschnittliche Mensch verbringt einen Großteil seines emotionalen Lebens damit, auf äußere Ereignisse zu reagieren – Verkehr, Arbeit, Beziehungen oder finanzielle Sorgen. Diese Reaktionen werden tief konditioniert und bilden gewohnte emotionale Muster. Wenn Sie wiederholt Ärger, Frustration oder Traurigkeit fühlen, wird Ihr Körper chemisch von diesen Zuständen abhängig. Das Gehirn setzt Stresshormone wie Cortisol, Adrenalin und Noradrenalin so häufig frei, dass Ihre Zellen ihre Rezeptoren darauf einstellen, sie zu erwarten. Schließlich beginnen Sie unbewusst nach diesen Emotionen zu

„verlangen" — nicht weil sie sich gut anfühlen, sondern weil sie vertraut sind. Deshalb bedeutet emotionale Heilung nicht nur, anders zu denken; sie bedeutet, Ihre Chemie an der Quelle zu verändern.

Der Prozess beginnt mit Wahrnehmung. Beobachten Sie Ihre emotionalen Muster im Laufe des Tages. Achten Sie darauf, wie bestimmte Gedanken sofort körperliche Empfindungen auslösen — Spannung in den Schultern, ein Knoten im Magen, flacher Atem. Diese Empfindungen sind die Art Ihres Körpers zu signalisieren, dass eine emotionale Chemikalie freigesetzt wurde. Anstatt sie zu unterdrücken, halten Sie inne und atmen Sie. Benennen Sie, was Sie fühlen: Ärger, Angst, Schuld, Anspannung oder Enttäuschung. Wenn Sie eine Emotion benennen, verlagert sich die Aktivität im Gehirn von der Amygdala (dem reaktiven Zentrum) zum präfrontalen Cortex (dem Zentrum für rationales Denken). Dieser einfache Akt des Benennens beginnt bereits den Prozess der chemischen Neutralisierung.

Der nächste Schritt ist das Freisetzen der gespeicherten Energie. Emotionen sind Energie in Bewegung — sie müssen sich durch den Körper bewegen, um ihren Zyklus zu vollenden. Wenn Sie sie unterdrücken, werden sie in Muskeln, Organen und Faszien gespeichert, was zu körperlicher Spannung oder sogar chronischer Krankheit führen kann. Um sie freizusetzen, kombinieren Sie Atem und Bewegung. Atmen Sie tief ein und stellen Sie sich die Emotion als Farbe oder Schwingung vor. Beim Ausatmen visualisieren Sie, wie sie Ihren Körper mit dem Atem verlässt. Sie können die Emotion auch aufschreiben, laut aussprechen oder durch körperliche Bewegung ausdrücken – etwa durch Gehen, Dehnen oder sogar Tanzen. Der Schlüssel ist Ausdruck ohne Widerstand. Wenn die Energie freigesetzt wird, kehrt Ihr Körper ins Gleichgewicht zurück, sodass das Gehirn wieder eine ausgewogene Neurochemie produzieren kann.

Der nächste Schritt ist emotionale Transformation. Sobald eine Emotion erkannt und freigesetzt wurde, können Sie sie durch eine ersetzen, die Heilung fördert. Die kraftvollsten Emotionen für Regeneration sind Dankbarkeit, Mitgefühl, Liebe, Freude und Vergebung. Diese Gefühle erhöhen die Spiegel von Dopamin, Serotonin und Oxytocin – denselben chemischen Stoffen, die für Wachstum, Bindung und Immunfunktion verantwortlich sind. Forschungen zeigen, dass Menschen, die diese Emotionen regelmäßig kultivieren, geringere Entzündungswerte, stärkere Immunität und eine längere Lebensdauer haben. Man kann es als emotionale Alchemie betrachten – die Umwandlung niedriger emotionaler Frequenzen in höhere, die nähren statt erschöpfen.

Um diese Transformation praktisch umzusetzen, entwickeln Sie eine tägliche emotionale Reset-Routine. Wählen Sie eine feste Zeit am Tag – vielleicht morgens oder vor dem Schlafengehen – um Ihren emotionalen Zustand zu überprüfen. Fragen Sie sich: „Was fühle ich gerade, und was möchte ich stattdessen fühlen?“ Schreiben Sie die Antworten auf. Schließen Sie dann die Augen und atmen Sie tief. Stellen Sie sich vor, wie die Emotion, die Sie fühlen möchten, Ihren Körper wie Licht erfüllt. Wiederholen Sie eine passende Affirmation: „Ich bin sicher. Ich bin ruhig. Ich bin dankbar. Ich bin geliebt.“ Diese verbalen und visuellen Signale trainieren Ihr Gehirn, neue Chemie mit neuen emotionalen Zuständen zu verbinden. Mit der Zeit automatisiert Ihr Gehirn diesen Prozess und ersetzt reaktive Emotionen durch bewusste.

Vergebung verdient in diesem Prozess besondere Aufmerksamkeit. Viele chronische Krankheiten und mentale Belastungen entstehen durch ungelöste emotionale Wunden – Ärger, Verrat oder Schuld, die im Nervensystem gespeichert sind. Vergebung bedeutet nicht, dass Sie gutheißen, was geschehen ist; sie bedeutet, Ihre Bindung an den Schmerz loszulassen. Wenn Sie vergeben, reduziert Ihr Gehirn die Produktion von Cortisol und erhöht Oxytocin, was Gefühle von Verbindung und innerem Frieden fördert. Der einfache Akt der Vergebung – selbst still in Ihrem Inneren – befreit Ihre

Energie aus der Vergangenheit und öffnet den Fluss der Heilung erneut. Denken Sie daran: Festgehaltener Ärger vergiftet das Gefäß, das ihn trägt. Loslassen stellt Ihre innere Chemie wieder in Harmonie.

Verstehen Sie schließlich, dass emotionale Transformation eine Praxis ist, kein einmaliges Ereignis. So wie Muskeln durch Wiederholung wachsen, stärkt sich emotionale Intelligenz durch tägliche Bewusstheit. An manchen Tagen werden Sie sich ruhig und leicht fühlen; an anderen können alte Reaktionen zurückkehren. Das ist normal. Heilung bedeutet nicht Perfektion, sondern Fortschritt — eine allmähliche Neuverdrahtung der Art und Weise, wie Ihr Gehirn das Leben interpretiert und darauf reagiert. Jedes Mal, wenn Sie Frieden statt Ärger, Liebe statt Groll oder Dankbarkeit statt Angst wählen, senden Sie eine kraftvolle Botschaft an Ihren Körper: Wir sind jetzt sicher. Wir können heilen.

Mit der Zeit schaffen diese wiederholten Entscheidungen eine völlig neue innere Chemie — eine, die Langlebigkeit, Klarheit und Freude unterstützt. Sie werden emotional selbstregulierend, körperlich widerstandsfähig und mental frei. Geist und Körper kämpfen nicht länger gegeneinander; sie arbeiten zusammen. Das ist emotionale Meisterschaft — die Kunst, Ihre innere Chemie in eine ständige Quelle heilender Energie zu verwandeln.

Sofias Gefühle verwandeln

Sofia hatte viele Jahre in einem stillen Krieg mit sich selbst gelebt. Für alle um sie herum wirkte sie gefasst – eine hingebungsvolle Mutter, erfolgreiche Krankenschwester und zuverlässige Freundin. Doch unter ihrer ruhigen Oberfläche lagen ein Leben voller unausgesprochener Bitterkeit und tiefer Erschöpfung. Ihr Körper begann, die Spuren davon zu zeigen. Ihre Hände zitterten leicht bei der Arbeit. Ihr Blutdruck stieg. Sie wachte müde auf und schlief unruhig ein. Als ihr Arzt erwähnte, dass Stress die Ursache sein könnte, lächelte sie höflich, glaubte es aber nicht. Wie könnten Emotionen so viel Schaden verursachen? dachte sie. Es sind doch nur Gefühle.

Eines Abends, nach einer weiteren langen Schicht im Krankenhaus, saß Sofia in ihrem Auto und konnte den Schlüssel nicht umdrehen. Ihre Brust fühlte sich schwer an, als hätten sich Jahre voller Frustration in ihren Rippen verhärtet. Tränen begannen zu fließen, doch anstatt sie wegzuwischen, ließ sie sie zu. Zum ersten Mal seit Jahren drückte sie sie nicht weg. Als sie schließlich wieder ruhig atmen konnte, geschah etwas Merkwürdiges – ihr Körper entspannte sich. Der Druck in ihrer Brust ließ nach. Es war, als hätte ihr Körper nur auf die Erlaubnis gewartet, den Sturm freizusetzen, den sie so lange getragen hatte.

In dieser Nacht suchte sie im Internet nach „Emotionen und Heilung“ und stieß auf eine Studie, die erklärte, wie negative Emotionen Entzündungen auslösen und das Immunsystem unterdrücken. Ein anderer Artikel erwähnte, dass Vergebung und Dankbarkeit den Blutdruck senken und sogar chronische Stressmuster umkehren können. „Vielleicht sind meine Emotionen nicht nur in meinem Kopf“, flüsterte sie. „Vielleicht sind sie in meinem Blut.“

Am nächsten Morgen beschloss sie zu experimentieren. Sie stellte sich vor den Spiegel und sagte laut: „Ich bin sicher. Ich bin geliebt. Ich vergebe mir.“ Die Worte fühlten sich fremd an, sogar unbeholfen. Doch während sie sie wiederholte, bemerkte sie eine leichte Wärme hinter ihrem Brustbein. Ihr Herz schien zu reagieren. Sie erinnerte sich an einen Patienten, den sie einmal getröstet hatte und der ihr sagte: „Sie haben heilende Hände.“ Vielleicht, dachte sie, könnten diese Hände auch sie selbst heilen.

In den folgenden Wochen begann Sofia, emotionale Achtsamkeit zu üben. Immer wenn sie bei der Arbeit Gereiztheit spürte, reagierte sie nicht sofort, sondern hielt inne und atmete tief. Sie identifizierte die Emotion — Ärger, Frustration oder Angst — und stellte sich vor, wie sie als dunkler Nebel mit jedem Ausatmen ihren Körper verließ. In ihren Mittagspausen schrieb sie drei Dinge auf, für die sie dankbar war, selbst an schwierigen Tagen. Langsam begann sich ihr Körper zu verändern. Ihre Kopfschmerzen wurden seltener. Ihr Schlaf verbesserte sich. Der chronische Schmerz in ihrem Rücken – den sie immer auf lange Schichten geschoben hatte – begann zu verschwinden.

Doch der wahre Wendepunkt kam, als sie sich ihrer Vergangenheit stellte. An einem Wochenende saß sie auf ihrer Veranda und dachte an ihren Vater – einen Mann, mit dem sie seit Jahren nicht gesprochen hatte. Der Ärger, den sie ihm gegenüber trug, war wie ein Stein, den sie vergessen hatte, dass sie ihn festhielt. „Ich vergebe dir", sagte sie leise, während Tränen in ihre Augen stiegen. „Nicht weil das, was du getan hast, richtig war, sondern weil ich Frieden verdiene." In dem Moment, als sie diese Worte aussprach, zitterte ihr ganzer Körper. Es war keine Traurigkeit – es war Befreiung. Eine Welle der Leichtigkeit durchströmte sie, gefolgt von der tiefsten Ruhe, die sie je gekannt hatte.

Am Ende dieses Monats bemerkte Sofia etwas Erstaunliches: Ihr Blutdruck hatte sich normalisiert. Sie lachte leichter. Ihre Kollegen bemerkten, wie strahlend sie aussah. Sogar ihr Teenagersohn sagte: „Mama, du bist irgendwie anders – glücklicher."

Eines Abends schrieb sie vor dem Schlafengehen in ihr Tagebuch:
„Meine Emotionen sind Medizin. Wenn ich sie unterdrücke, vergiften sie mich. Wenn ich sie fühle, befreien sie mich. Und wenn ich sie verwandle, heilen sie mich."

Zum ersten Mal in ihrem Leben verstand Sofia Heilung nicht nur – sie spürte sie. Nicht als Wunder oder Geheimnis, sondern als Chemie, Rhythmus und Wahrheit. Ihre Emotionen, einst ihre größte Last, waren zu ihrer größten Kraft geworden. Jedes Mal, wenn sie Frieden wählte, hörte ihr Körper zu. Jedes Mal, wenn sie Vergebung wählte, reparierte sich ihr Herz ein Stück mehr. Sie hatte das Geheimnis gelernt, das die Wissenschaft erst zu erklären begann: Der Körper gehorcht der Sprache der Emotionen – und Liebe, echte, gelebte und bewusste Liebe, ist die stärkste Chemikalie von allen.

Kapitel 4: Die Kraft des Glaubens — Das Gehirn durch Vertrauen, Fokus und Erwartung neu verdrahten

Im Zentrum jeder Heilungsveränderung steht eine unsichtbare Kraft, die alle Ergebnisse formt: der Glaube. Das Gehirn ist nicht nur ein Prozessor der Realität — es ist ihr Architekt. Was Sie glauben, nehmen Sie wahr — und was Sie wahrnehmen, wird zu Ihrer körperlichen Realität. Moderne Neurowissenschaft und Quantenbiologie bestätigen heute, was alte Weisheiten schon lange lehren: Die Erwartungen des Geistes erzeugen messbare biologische Effekte. Ob man es Glauben, Vertrauen oder Erwartung nennt — Überzeugung wirkt wie ein Bauplan, durch den das Gehirn die Chemie der Heilung organisiert.

Jeder Gedanke trägt eine elektrische und magnetische Signatur. Wenn dieser Gedanke mit Überzeugung aufgeladen ist — wenn Sie wirklich daran glauben — beginnt das Gehirn neuronale Netzwerke aufzubauen, die ihn unterstützen. Diese Netzwerke beeinflussen den Hypothalamus, der Hormone, das autonome Nervensystem und die Immunreaktion reguliert. Im Grunde sagen Ihre Überzeugungen Ihrem Körper, worauf er sich vorbereiten soll. Deshalb ist der Placeboeffekt — einst als Einbildung abgetan — heute eines der am besten untersuchten und zuverlässigsten Phänomene der Medizin. Patienten, die glauben, eine heilende Behandlung zu erhalten, erholen sich oft in einem ähnlichen Ausmaß wie diejenigen, die tatsächlich Medikamente bekommen. Ihr Glaube löst die Freisetzung von Endorphinen, Dopamin und immunstärkenden Chemikalien aus und zeigt damit, dass die Überzeugung des Geistes zur Heilung des Körpers werden kann.

Doch Glauben kann auch schaden. Der Noceboeffekt – der dunkle Zwilling des Placeboeffekts – tritt auf, wenn negative Erwartungen echte Krankheiten hervorrufen. Wenn jemand glaubt, auf eine harmlose Substanz allergisch zu reagieren oder durch eine Diagnose unausweichlich krank zu werden, wird sein Gehirn die entsprechende Physiologie organisieren. Der Körper folgt den Anweisungen des Geistes – egal, ob diese Anweisungen stärkend oder zerstörerisch sind. Das bedeutet, dass Heilung damit beginnt, Verantwortung für Ihr inneres Glaubenssystem zu übernehmen. Welche Geschichten erzählen Sie sich über Ihre Gesundheit, Ihren Wert oder Ihr Potenzial? Bestärken Sie Begrenzung oder Möglichkeit? Jede Zelle hört zu.

Um Ihre Überzeugungen neu zu programmieren, müssen Sie zunächst die unbewussten sichtbar machen. Der bewusste Geist – der Teil, mit dem Sie planen und denken – steuert nur etwa fünf Prozent Ihrer täglichen Handlungen. Das

Unterbewusstsein hingegen, das durch Wiederholung und emotionale Erfahrungen seit der Kindheit geformt wird, kontrolliert die übrigen 95 Prozent. Wenn Ihr bewusster Wunsch darin besteht zu heilen, Ihr unterbewusster Glaube jedoch lautet: „Ich bin immer krank“ oder „Bei mir funktioniert nie etwas“, wird der Körper dem tieferen Befehl folgen. Der Schlüssel besteht darin, diese verborgenen Überzeugungen ans Licht zu bringen. Beginnen Sie damit, Ihre gesundheitsbezogenen Gedanken aufzuschreiben: „Ich kann nicht heilen, weil...“, „Ich war schon immer...“, „Das liegt an der Genetik“ oder „Ich bin zu alt.“ Hinterfragen Sie anschließend jede Aussage. Fragen Sie sich: „Ist das absolut wahr?“ oder „Wer wäre ich ohne diesen Glauben?“ Bewusstsein schwächt die alte Programmierung.

Sobald sie erkannt sind, ersetzen Sie begrenzende Überzeugungen durch neue — aber tun Sie dies mit Emotion und Wiederholung. Das Unterbewusstsein lernt durch Gefühle und Muster, nicht durch Logik. Affirmationen allein reichen nicht aus, wenn sie nicht gefühlt werden. Anstatt mechanisch zu sagen: „Ich bin gesund“, nehmen Sie sich einen Moment Zeit, um sich selbst voller Vitalität, lächelnd und frei vorzustellen. Spüren Sie die Empfindung von Energie in Ihrem Körper. Hören Sie den Klang Ihres eigenen Lachens. Riechen Sie die frische Morgenluft in Ihrer Vorstellung. Beziehen Sie alle Sinne ein. Jede Wiederholung, begleitet von echter

Emotion, schafft einen neuen neuronalen Weg. Je häufiger Sie diesen Weg gehen, desto stärker wird er — bis er zu Ihrer Standardüberzeugung wird.

Eine weitere kraftvolle Methode ist das sogenannte „Evidence Stacking" — das Sammeln von Beweisen. Das Gehirn liebt Beweise. Jedes Mal, wenn Sie eine kleine Verbesserung erleben — tieferen Schlaf, bessere Stimmung, ruhigeren Herzschlag — erkennen Sie sie bewusst an. Sagen Sie: „Es funktioniert." Diese kleinen Bestätigungen stärken die Überzeugung Ihres Gehirns, dass Heilung stattfindet. Mit der Zeit sammeln sich diese Beweise an und stärken die neuronalen Schaltkreise des Glaubens. Das ist die Biologie des Vertrauens — kein blinder Optimismus, sondern die konsequente Ausrichtung von Gedanken, Gefühlen und Beobachtungen, die das Gehirn darauf trainiert, Gesundheit statt Krankheit zu erwarten.

Glaube wächst auch durch Fokus. Ablenkung schwächt Überzeugung. Je mehr Aufmerksamkeit Sie Symptomen, Angst oder Statistiken schenken, desto mehr Energie fließt in die Geschichte der Krankheit. Lenken Sie Ihre Aufmerksamkeit stattdessen täglich auf die Vision der Gesundheit, die Sie erschaffen. Das bedeutet nicht, die Realität zu verleugnen — es bedeutet, bewusst zu wählen, worauf Sie Ihre mentale Energie richten. Worauf Sie sich konzentrieren, wächst. Wenn Sie sich auf Ihre Fähigkeit zur Heilung konzentrieren, wird Ihr Gehirn die dafür notwendigen Ressourcen aktivieren.

Der letzte Bestandteil des Heilungsprozesses durch Glauben ist Hingabe. Das mag paradox klingen – schließlich fühlt sich Glauben wie aktive Willenskraft an – doch wahrer Glaube beinhaltet Vertrauen jenseits von Kontrolle. Es ist das Verständnis, dass der Körper bereits weiß, wie er heilen kann, und dass Ihre Rolle nicht darin besteht zu erzwingen, sondern zu erlauben. Wenn Sie Angst loslassen und Widerstand aufgeben, übernimmt Ihr parasympathisches Nervensystem und führt den Reparaturprozess automatisch. In diesem Zustand wird Heilung mühelos – nicht durch Passivität, sondern durch Ausrichtung mit der angeborenen Intelligenz des Körpers.

Am Ende ist Glaube nicht nur eine mentale Übung – er ist eine energetische Anweisung an das Universum in Ihrem Inneren. Er ist der Code, den Ihr Gehirn verwendet, um Gedanken in Chemie und Chemie in Materie zu übersetzen. Um Ihren Körper zu verändern, müssen Sie zuerst verändern, was Ihr Geist für möglich hält. Wenn Sie sich diesem Prozess täglich mit Klarheit, Fokus und Emotion widmen, wird Ihre Biologie Ihrem Glauben folgen. Der Körper kann heilen, wenn der Geist daran glaubt.

Wie Lily Veränderung fand

Als Dr. Amir Lily sagte, dass ihre Autoimmunerkrankung „behandelbar, aber nicht heilbar“ sei, nickte sie still und versuchte, tapfer zu wirken. Doch innerlich zerbrach etwas. Jahrelang hatte sie geglaubt, dass die moderne Medizin auf alles eine Antwort habe. Und nun war sie hier, fünfunddreißig Jahre alt, erschöpft, voller Schmerzen, und hörte, dass ihr eigener Körper sich gegen sie wandte. An diesem Tag ging sie mit einer Tüte voller Medikamente und einem Herzen voller Verzweiflung nach Hause.

Monatelang hielt sie sich an die Routine – Tabletten, Arzttermine, Diäten. Nichts änderte sich. Die Schmerzen kamen und gingen unvorhersehbar. Manche Morgen waren ihre Hände so steif, dass das Bürsten ihrer Haare sich anfühlte, als würde sie Ziegelsteine heben. Eines Nachts, als sie nicht schlafen konnte, stieß sie zufällig auf eine Dokumentation über den Placeboeffekt. Sie sah Patienten mit Parkinson, die sich nach Zuckerpillen verbesserten, und Krebspatienten, deren Tumore schrumpften, nachdem sie heilendes Licht visualisiert hatten.

„Ist das wirklich möglich?“ flüsterte sie. „Kann Glaube wirklich so etwas bewirken?“

Am nächsten Morgen traf sie eine Entscheidung: Bevor sie

aufgab, würde sie mit Glauben experimentieren. Sie begann mit etwas Einfachem. Jedes Mal, wenn sie ihre Medikamente einnahm, dachte sie nicht mehr: „Das wird wahrscheinlich sowieso nicht helfen." Stattdessen sagte sie sich: „Das heilt mich." Sie sprach es mit so viel Überzeugung aus, wie sie aufbringen konnte.

Innerhalb einer Woche veränderte sich etwas Subtiles. Ihre Müdigkeit wurde etwas leichter, ihre Schmerzen ließen minimal nach. Klein, aber spürbar.

Ermutigt begann sie, über Neuroplastizität zu lernen. Sie verstand, dass ihr Gehirn sich neu verdrahten konnte und dass ihre Gedanken und Erwartungen die Chemie ihres Körpers beeinflussten. Also entwickelte sie eine Routine. Jeden Morgen schloss sie die Augen und stellte sich ihr Immunsystem als ein Team goldener Heiler vor, die Harmonie in ihrem Blut wiederherstellten. Sie stellte sich ihre Gelenke warm und flexibel vor. Sie dankte ihrem Körper für seine Zusammenarbeit.

Wenn Angst auftauchte, konterte sie sie mit Beweisen. „Gestern bin ich weiter gelaufen als sonst. Meine Hände haben weniger wehgetan. Es wird besser." Sie begann, jede Verbesserung aufzuschreiben, egal wie klein sie war. Diese wurden zu ihrem Beweisstapel — ihr wachsender Berg aus

Glauben. Je stärker er wurde, desto schwächer wurde ihr Zweifel.

Eines Nachmittags, als sie ihre Mutter besuchte, erzählte Lily von ihrer neuen Routine. Ihre Mutter lächelte traurig. „Liebling, man kann sich nicht einfach gesund denken."

Lily sah sie ruhig an und antwortete: „Vielleicht nicht. Aber ich kann mich in die Heilung hineindenken."

Monate vergingen. Die Veränderungen waren nicht zu leugnen. Ihre Laborwerte verbesserten sich. Ihr Arzt runzelte verwirrt die Stirn, als er ihre Blutwerte betrachtete. „Das ist ungewöhnlich", sagte er. „Ihre Marker normalisieren sich."

Lily lächelte, sagte aber nichts. Sie musste nicht erklären, was sie inzwischen wusste: Ihr Gehirn hatte die Anweisungen ihres Körpers neu geschrieben.

Eines Abends saß sie auf ihrer Veranda, während die Sonne hinter dem Horizont verschwand. Zum ersten Mal seit Jahren taten ihre Hände nicht weh. Sie bewegte sie langsam und staunte über die Leichtigkeit. Eine Welle der Dankbarkeit durchströmte sie.

„Danke", flüsterte sie – nicht zu einer Person oder einem Medikament, sondern zu ihrem Körper, ihrem Geist und der stillen, beständigen Kraft des Glaubens, die sie hierher geführt hatte.

Lily begann, ihre Geschichte in Online-Gruppen zu teilen und anderen zu erzählen, dass sie medizinische Behandlung nicht ersetzen sollten, aber das Vertrauen in die Weisheit ihres Körpers zurückgewinnen könnten.

„Glaube ersetzt keine Medizin“, sagte sie oft. „Er aktiviert sie.“

Viele Jahre später erkannte sie, dass ihre Heilung nicht mit einer Diagnose oder einem Heilmittel begann. Sie begann an dem Tag, an dem sie aufhörte zu glauben, dass sie kaputt war. Das war der Moment, in dem ihr Gehirn neue Anweisungen erhielt, ihre Chemie sich veränderte und ihr Körper begann, sich selbst neu aufzubauen.

Ihr letzter Tagebucheintrag lautete:

„Glaube ist kein Wunschdenken – er ist Gewissheit. In dem Moment, in dem du glaubst, dass du heilen kannst, beginnt dein Gehirn den Weg zu bauen, um es wahr zu machen.“

Kapitel 5: Visualisierung und mentale Vorstellung – Heilung erschaffen, bevor sie geschieht

Das Gehirn ist eine Vorhersagemaschine. Lange bevor Ihr Körper handelt, probt Ihr Gehirn jede Bewegung, jede Emotion und jedes Ergebnis. Diese Fähigkeit, bekannt als mentale Vorstellung oder mentales Training, ermöglicht es Sportlern, ihre Leistung zu perfektionieren, Musikern, ihre Instrumente zu meistern, und Heilern, den Körper von innen heraus neu zu programmieren. Visualisierung ist keine bloße Fantasie – sie ist neurobiologisches Training. Wenn Sie Gesundheit, Stärke oder inneren Frieden mit ausreichender Klarheit und Emotion visualisieren, aktiviert Ihr Gehirn dieselben neuronalen Bahnen, als würde die Erfahrung tatsächlich stattfinden. Auf diese Weise beginnt es, Ihren Körper auf das gewünschte Ergebnis vorzubereiten.

Um das zu verstehen, stellen Sie sich einen Pianisten vor, der übt, ohne eine Tastatur zu berühren. Studien zeigen, dass, wenn er sich das Spielen vorstellt, sein motorischer Cortex – der Teil des Gehirns, der für Bewegung verantwortlich ist – genauso aktiv wird wie beim tatsächlichen Spielen. Seine Muskeln erhalten sogar kleine elektrische Impulse, die sie auf die Bewegung vorbereiten. Dasselbe Prinzip gilt für Heilung.

Wenn Sie sich vorstellen, dass Ihr Körper perfekt funktioniert, sendet Ihr Gehirn Signale an Ihre Zellen, Ihr Immunsystem und Ihre Organe, die den Zustand der Genesung nachahmen. Mit der Zeit beginnt Ihr Körper, diesen Anweisungen zu folgen, als wären sie physische Realität.

Der erste Schritt zu effektiver Visualisierung ist Klarheit. Sie müssen ein konkretes und sinnreiches mentales Bild davon erschaffen, wie Heilung aussieht und sich anfühlt. Statt abstrakt zu denken – „Ich möchte gesund sein" – stellen Sie sich vor, wie Sie voller Energie aufwachen, frei atmen, leicht gehen und selbstbewusst lächeln. Beziehen Sie alle Sinne ein: Was sehen Sie? Was hören Sie? Was fühlen Sie in Ihrem Körper? Je lebendiger das Bild, desto stärker ist die neuronale Reaktion. Die Sprache Ihres Gehirns ist Bild, Emotion und Wiederholung – nicht nur Logik oder Worte.

Der nächste Schritt besteht darin, Ihre Visualisierung mit erhöhter Emotion zu verbinden. Emotion gibt Gedanken Energie. Ohne sie bleibt Visualisierung statisch – wie ein Foto ohne Leben. Spüren Sie die Dankbarkeit, bereits geheilt zu sein, die Freude der Freiheit und die Ruhe des inneren Gleichgewichts. Lassen Sie diese Emotionen so stark werden, bis Ihr Körper reagiert – vielleicht mit Wärme, Kribbeln oder tiefer Entspannung. Diese körperliche Reaktion bedeutet, dass Ihr Gehirn und Ihr Körper synchron arbeiten. Die emotionale

Intensität signalisiert Ihrem Unterbewusstsein, dass dieser vorgestellte Zustand real und bedeutsam ist. Das Gehirn beginnt dann, ihn als neues Muster fest zu verankern.

Beständigkeit ist entscheidend. Nehmen Sie sich täglich 10 bis 15 Minuten Zeit für mentales Training. Beginnen Sie mit einigen tiefen Atemzügen, um Ihr Nervensystem zu beruhigen, und schließen Sie die Augen. Visualisieren Sie Ihr ideales Selbst so, als sei es bereits geheilt. Spüren Sie die Stärke in Ihren Gliedmaßen, den Rhythmus Ihres Herzschlags und die Leichtigkeit Ihres Atems. Stellen Sie sich vor, wie jede Zelle voller Licht und Intelligenz ist und perfekt mit Ihrem Gehirn kommuniziert. Je öfter Sie diese Praxis wiederholen, desto automatischer wird die Heilungsreaktion. Innerhalb weniger Wochen passt sich die Struktur Ihres Gehirns an – Neuronen, die gemeinsam feuern, verbinden sich – und schaffen physische Bahnen für Gesundheit.

Um die Wirkung zu verstärken, verankern Sie Ihre Visualisierung in realen Handlungen des Alltags. Wenn Sie beispielsweise Wasser trinken, stellen Sie sich vor, wie es Vitalität in Ihre Zellen bringt. Wenn Sie sich dehnen, sehen Sie, wie Ihr Körper Spannung loslässt und den natürlichen Fluss wiederherstellt. Wenn Sie essen, visualisieren Sie Ihre Nahrung als Energie, die Ihren Körper wieder aufbaut und stärkt. Indem Sie mentale Bilder mit täglichen Handlungen verbinden, integrieren Sie Heilung in jeden Moment Ihres Lebens. Das Gehirn liebt Wiederholung und Assoziation – jedes Signal verstärkt Ihre neue Identität als gesunder, lebendiger Mensch.

Visualisierung wirkt auch besonders kraftvoll bei Schmerzmanagement und Genesung. Forschungen zeigen, dass Patienten, die sich vorstellen, wie ihr Schmerz schrumpft, sich abkühlt oder sich auflöst, messbare Erleichterung erfahren. Krebspatienten, die sich vorstellen, wie ihre Immunzellen Tumore angreifen, zeigen häufig bessere Behandlungsergebnisse. Schlaganfallpatienten, die Bewegungen mental proben, erlangen ihre Mobilität schneller zurück. Diese Ergebnisse sind kein Zufall – sie sind Beweise dafür, dass der Körper auf die mentale Vorstellung von Realität reagiert.

Wichtig ist zu verstehen, dass Visualisierung nicht bedeutet, Probleme zu ignorieren. Es bedeutet, Ihren Geist darauf zu trainieren, ein anderes Ergebnis zu erschaffen. Es ist keine Verleugnung – es ist Ausrichtung. Sie bringen Ihrem Gehirn bei, Gesundheit statt Krankheit und Balance statt Chaos zu erwarten. Mit der Zeit werden diese Erwartungen zu Befehlen. Wenn Visualisierung zu einem täglichen Ritual wird, hoffen Sie nicht mehr auf Heilung – Sie beginnen, sie zu proben. Schließlich holt Ihre Biologie Ihre Vision ein.

In Wahrheit beginnt jede Heilung als Bild im Geist – ein Bauplan, den Ihr Gehirn verwendet, um Realität zu erschaffen. Der Schlüssel ist Beharrlichkeit. So wie ein Bildhauer Stein bearbeitet, bis eine Form entsteht, formt Ihre tägliche Praxis Ihr Nervensystem in Richtung Ihres höchsten Gesundheitszustands. Was Sie immer wieder vorstellen, beginnen Ihr Gehirn und Ihr Körper zu glauben. Und was sie glauben, erschaffen sie.

Marcus im Krankenhaus

Marcus saß am Fenster des Krankenhauses und beobachtete, wie Regentropfen langsam die Glasscheibe hinunterliefen wie kleine Flüsse. Das leise Summen der Maschinen war zum Klang seiner Tage geworden. Nach seinem Unfall hatten die Ärzte gesagt, die Genesung würde Monate dauern – wenn sie überhaupt eintrat. Sein linkes Bein bewegte sich kaum, seine Reflexe waren schwach, und bei jedem Atemzug durchzuckte ein Schmerz seine Wirbelsäule. Die Physiotherapie erschöpfte ihn und ließ ihn oft entmutigt zurück.

„Ihre Nerven schlafen noch", sagte sein Therapeut. „Wir müssen einfach warten."

Doch Marcus hasste das Warten. Er wollte etwas tun.

Eines Morgens, während er auf seinem Tablet Videos ansah, stieß er auf einen Vortrag eines Neurowissenschaftlers, der erklärte, dass Visualisierung dieselben Gehirnkreisläufe aktiviert wie echte Bewegung. Der Sprecher beschrieb Schlaganfallpatienten, die durch mentales Training ihre Bewegungen wiedererlangten.

Marcus' Augen weiteten sich.
„Also kann mein Gehirn das Gehen üben, bevor mein Körper es kann?“, murmelte er.

In dieser Nacht beschloss er, es auszuprobieren.

Er schloss die Augen und atmete langsam ein. In seinem Geist stellte er sich vor, wie er aufstand. Er spürte, wie sein Fuß den Boden berührte, sein Knie sich streckte und seine Muskeln perfekt zusammenarbeiteten. Der erste Versuch war unklar – das Bild flackerte und war unscharf – doch er blieb dran.

Nacht für Nacht übte er.

Er stellte sich vor, wie er den Krankenhausflur entlangging, Schritt für Schritt, jede Bewegung ruhig und stark. Er fügte Geräusche hinzu – das Klacken der Fliesen, den Rhythmus seiner Schritte – und sogar den leichten Geruch von Desinfektionsmittel in der Luft. Jedes Detail war wichtig.

Nach zwei Wochen begann sich etwas zu verändern.

Während der Therapie zuckte sein Bein — klein, aber real.

Sein Therapeut sah überrascht auf.
„Haben Sie das gerade selbst bewegt?"

Marcus grinste.
„Ich glaube schon."

Ermutigt verdoppelte er seine Übungszeit. Jeden Morgen und jeden Abend spielte er in seinem Kopf den Film seiner Genesung ab. Der Film endete immer mit derselben Szene: Er lief am Strand nahe seines Zuhauses entlang, während die Wellen ans Ufer schlugen und die Sonne sein Gesicht wärmte. Er stellte es sich so lebendig vor, dass sein Körper begann, sich danach zu sehnen.

Monate vergingen, und die mentalen Übungen wurden natürlicher. Marcus bemerkte, dass seine Schmerzen nachließen, sein Schlaf tiefer wurde und seine Motivation zurückkehrte. Sein Therapeut sagte, seine Fortschritte seien ungewöhnlich schnell.

„Es ist, als wüsste Ihr Körper bereits, was zu tun ist", sagte sie.

Marcus nickte und dachte:
Er weiß es. Ich habe es ihm jeden Tag beigebracht.

Der Durchbruch kam an einem ruhigen Nachmittag. Marcus stand zwischen den Parallelbarren bereit für die nächste Übung. Sein Therapeut trat einen Schritt zurück.

„Versuchen Sie einen Schritt ohne meine Hilfe", sagte sie.

Marcus zögerte kurz, schloss für einen Moment die Augen und rief das Bild in seinem Geist hervor: starke Beine, stabiles Gleichgewicht, Vorwärtsbewegung.

Dann bewegte er sich.

Ein Schritt.

Dann noch einer.

Ein kleines Lachen entwich ihm — halb Unglauben, halb Freude. Der Raum brach in Applaus aus.

Später am Abend saß Marcus allein im Innenhof. Der Himmel war in Orange und Violett getaucht. Er bewegte sein Bein langsam und beobachtete, wie es seinem Willen gehorchte.

„Ich bin monatelang in meinem Kopf gegangen", flüsterte er. „Jetzt holt mein Körper nur noch auf."

Als er schließlich das Krankenhaus verließ, setzte er seine Visualisierungspraxis fort — nicht nur für Bewegung, sondern für alles. Wenn er Schmerz fühlte, stellte er sich Ruhe vor.

Wenn Angst auftauchte, sah er Licht durch seine Wirbelsäule fließen. Jedes Bild war wie ein Pinselstrich, der seine neue Realität malte.

Viele Jahre später wurde Marcus Motivationscoach für Patienten mit Rückenmarksverletzungen. Seine Botschaft war einfach, aber kraftvoll:

„Warte nicht auf Heilung — erschaffe sie. Dein Gehirn kennt keinen Unterschied zwischen Vorstellung und Handlung. Also stelle es dir vor, bis es wahr wird."

Und wenn jemand zweifelte, erzählte er seine Geschichte — wie er zuerst in seinem Geist laufen lernte, bevor sein Körper es konnte.

Dann lächelte er, machte einen Schritt nach vorne und sagte:

„Alles, was du hier siehst, begann hier", während er sanft an seine Schläfe tippte.

So entdeckte Marcus das Wunder, das sich direkt vor seinen Augen verborgen hatte:
Der Körper ist die Bühne — aber der Geist ist der Regisseur.
Und wenn man das Stück lange genug probt, wird die Aufführung Realität.

Kapitel 6: Atem, Herz und Gehirn-Kohärenz – Aktivierung des natürlichen Heilungszustands des Körpers

Der Atem ist die Brücke zwischen Geist und Körper. Er ist die einzige Funktion, die sowohl automatisch als auch bewusst gesteuert wird, wodurch er zum kraftvollsten Zugangspunkt wird, um das Nervensystem neu zu programmieren. Wenn sich Ihr Atem verändert, verändern sich Ihre Gehirnwellen. Wenn sich Ihre Gehirnwellen verändern, folgt die Körperchemie. Durch kontrollierte Atmung und bewusste Synchronisation von Herz und Gehirn können Sie Ihren gesamten physiologischen Zustand von Stress und Entzündung hin zu Ruhe, Regeneration und Heilung verschieben. Dieser Prozess wird Kohärenz genannt – eine harmonische Ausrichtung zwischen Ihren Gedanken, Emotionen und körperlichen Rhythmen.

Die meisten Menschen leben in einem Zustand der Inkohärenz, ohne es zu bemerken. Ihre Atmung ist flach, unregelmäßig oder angehalten. Ihre Herzfrequenz schwankt unvorhersehbar. Ihr Gehirn springt zwischen angespannten Beta-Wellen und Erschöpfung hin und her. In diesem Zustand bereitet sich der Körper ständig darauf vor zu kämpfen oder zu fliehen. Heilung, Verdauung und Erholung werden zweitrangig. Doch wenn Atem, Herz und Gehirn im gleichen Rhythmus arbeiten, geschieht das Gegenteil: Ihr Nervensystem stabilisiert sich, Ihr Immunsystem wird stärker und Ihre Hormone kommen ins Gleichgewicht. Kohärenz ist der natürlichste und effizienteste Heilungsmodus des Körpers.

Der erste Schritt zur Kohärenz ist die Wahrnehmung des Atems. Allein das Beobachten Ihrer Atmung, ohne sie zu verändern, beruhigt sofort die Stresszentren des Gehirns. In dem Moment, in dem Sie sich Ihres Atems bewusst werden, deaktivieren Sie das sogenannte Default Mode Network — den Teil des Gehirns, der für Grübeln, Sorgen und mentale Unruhe verantwortlich ist. Diese kleine Handlung der Aufmerksamkeit gibt Ihnen die Kontrolle über Ihren physiologischen Zustand zurück. Setzen Sie sich aufrecht hin, entspannen Sie die Schultern und schließen Sie die Augen. Atmen Sie fünf Sekunden lang langsam durch die Nase ein, halten Sie den Atem zwei Sekunden an und atmen Sie fünf Sekunden lang durch den Mund aus. Halten Sie diesen Rhythmus mehrere Minuten lang aufrecht. Bald beginnt sich Ihre Herzfrequenz mit Ihrem Atem zu synchronisieren — das ist der Beginn der Kohärenz.

Der nächste Schritt ist die Aktivierung des Herzens. Das Herz ist nicht nur eine Pumpe; es ist ein intelligentes Organ mit einem eigenen Nervensystem. Es sendet mehr Informationen an das Gehirn als das Gehirn an das Herz. Diese Kommunikation beeinflusst die emotionale Regulation, die Intuition und sogar die Immunreaktion. Um das Herz zu aktivieren, legen Sie Ihre Hand auf Ihre Brust und richten Sie während des Atmens Ihre Aufmerksamkeit dorthin. Stellen Sie sich vor, dass jeder Atemzug direkt in Ihr Herz fließt. Beim Ausatmen lassen Sie Gefühle von Dankbarkeit oder Mitgefühl nach außen strahlen. Emotion ist das elektrische Signal, das Kohärenz verstärkt. Dankbarkeit, Liebe und Wertschätzung erzeugen stabile, rhythmische Herzmuster, die sofort den Zustand des Gehirns beeinflussen — Angst beruhigen und die Konzentration steigern.

Sobald Atem und Herz im Einklang sind, folgt das Gehirn. Diese Synchronisation ist messbar: Gehirnwellen verlangsamen sich von chaotischen Beta-Wellen zu ruhigen Alpha-Wellen und sogar zu tief regenerativen Theta-Wellen. In diesem Zustand steigen heilende Hormone wie DHEA, während Stresshormone wie Cortisol sinken. Zellreparatur beschleunigt sich. Entzündungen nehmen ab. Sie fühlen sich geerdet und gleichzeitig energiegeladen — ein Zustand, den Sportler „die Zone" nennen und Heiler als „Ausrichtung" beschreiben. Der Schlüssel ist Beständigkeit. Schon zehn Minuten Kohärenztraining zweimal täglich können Ihr

Nervensystem neu trainieren, auch unter Druck im Gleichgewicht zu bleiben.

Um die Praxis zu vertiefen, können Sie Visualisierung hinzufügen. Während Sie rhythmisch atmen, stellen Sie sich vor, wie Licht oder Energie von Ihrem Herzen in Ihren gesamten Körper strömt. Sehen Sie dieses Licht, wie es Ihre Organe, Nerven und Zellen mit Ruhe und Vitalität erfüllt. Jeder Atemzug nährt dieses Licht; jedes Ausatmen löst Spannung. Mit der Zeit werden Sie bemerken, dass Ihre Ruheherzfrequenz sinkt, Ihre Gedanken langsamer werden und Ihre Emotionen stabiler werden. Sie werden auch eine stärkere Intuition erleben – ein inneres Wissen, das entsteht, wenn Herz und Gehirn frei miteinander kommunizieren. Dieser intuitive Zustand verbessert Ihre Entscheidungsfähigkeit und hilft Ihnen zu spüren, was Ihr Körper zur Heilung braucht.

Die tägliche Praxis der Kohärenz erfordert keine langen Stunden oder besondere Ausrüstung. Sie können sie vor dem Schlafengehen, während eines stressigen Meetings oder sogar im Stau anwenden. Das Ziel ist nicht, Ihrer Umgebung zu entkommen, sondern der ruhige Mittelpunkt darin zu werden. Wenn Kohärenz zu Ihrem natürlichen Zustand wird, beginnt sich auch Ihre äußere Welt daran anzupassen. Beziehungen werden harmonischer, Kreativität nimmt zu, und Ihr Körper funktioniert wie ein fein abgestimmtes Instrument. Das liegt daran, dass Ihre innere Frequenz stabil ist und alles um Sie herum auf diese Stabilität reagiert.

Denken Sie daran: Der Rhythmus Ihres Atems ist der Rhythmus Ihres Lebens. Flache, hastige Atmung erzeugt ein flaches, hastiges Leben. Tiefe, bewusste Atmung erzeugt Tiefe, Klarheit und Kontrolle. Kohärenz ist keine Technik – sie ist eine Lebensweise, die Ihr Gehirn und Ihr Herz neu verbindet, sodass sie als ein einziges System arbeiten. Sobald Sie sie beherrschen, reagieren Sie nicht mehr nur auf das Leben – Sie erschaffen es aus einem Zustand von Frieden, Stärke und Harmonie.

Jetzt sprechen wir über Alex

Jahrelang lebte Alex in einem Zustand stiller Panik. Von außen wirkte er erfolgreich – ein engagierter Rettungssanitäter, ständig in Bewegung, immer bereit, Leben zu retten. Doch innerlich kam sein Geist nie zur Ruhe. Selbst wenn er keinen Dienst hatte, trug er die unsichtbare Spannung jeder Notlage mit sich, die er erlebt hatte. Nachts raste sein Herz ohne erkennbaren Grund. Seine Atmung war flach, seine Gedanken unaufhörlich.

„Das gehört einfach zum Job“, sagte er sich. Doch tief im Inneren wusste er, dass es mehr war – sein Körper hatte vergessen, wie man sich ausruht.

Eines Tages, nachdem er während eines Einsatzes vor Erschöpfung beinahe ohnmächtig geworden war, verordnete ihm sein Arzt eine Auszeit.

„Ihr Nervensystem ist überlastet“, sagte sie. „Sie müssen wieder lernen zu atmen.“

Alex lachte über die Absurdität.
Atmen? Das mache ich doch den ganzen Tag.

Doch sie gab ihm eine kleine Karte mit drei Worten in Großbuchstaben:
KOHÄRENTE ATMUNGSPRAXIS.

An diesem Abend saß er allein auf seiner Veranda, während der Himmel Floridas langsam orange wurde. Er schloss die Augen und folgte den Anweisungen: fünf Sekunden einatmen, kurz halten, fünf Sekunden ausatmen. Zuerst fühlte es sich gezwungen an. Sein Geist sprang zwischen Gedanken hin und her – unbezahlte Rechnungen, Sirenen, Erinnerungen an traumatische Einsätze.

Doch nach einigen Minuten geschah etwas.

Sein Herzschlag verlangsamte sich.
Der Raum zwischen seinen Gedanken wurde größer.

Zum ersten Mal seit Monaten entspannte sich sein Körper – nicht aus Erschöpfung, sondern aus Frieden.

In der folgenden Woche übte er morgens und abends. Jede Sitzung fühlte sich an, als würde man ein Instrument stimmen. Er bemerkte kleine Veränderungen: besserer Schlaf, weniger Angst, weniger Kopfschmerzen.

Doch erst als er den nächsten Schritt hinzufügte – das Atmen durch das Herz – veränderte sich alles.

Nach einem Video, das er online gefunden hatte, legte Alex seine Hand auf die Brust, schloss die Augen und stellte sich vor, dass sein Atem direkt in sein Herz fließt. Dann erinnerte er sich an einen Moment mit seiner Tochter am Strand – ihr Lachen, ihre kleinen Hände voller Sand.

Eine Welle von Wärme durchströmte ihn.

Zum ersten Mal seit Jahren fühlte er etwas stärkeres als Angst – Dankbarkeit.

Diese Emotion veränderte alles. Seine Brust wurde weich, sein Puls stabil, seine Gedanken verschwanden in Stille. Es war, als hätte sein Körper auf dieses Signal gewartet – die Botschaft von Sicherheit.

Mit der Zeit wurde diese Praxis zu seinem Anker. In stressigen Momenten hielt er kurz inne, atmete durch sein Herz und fand sofort wieder Ruhe. Seine Kollegen bemerkten die Veränderung.

„Du wirkst anders“, sagte einer. „Nicht mehr so angespannt.“

Alex lächelte. Er war nicht anders – er war endlich im Einklang.

Monate später reagierte er während einer Nachtschicht auf einen schweren Unfall. Das Chaos war intensiv – blinkende Lichter, rufende Stimmen, heulende Sirenen. Doch in seinem Inneren war es still. Er atmete im Rhythmus, bewegte sich präzise, sein Herz blieb ruhig.

Später fragte sein Partner:
„Wie bleibst du so ruhig?“

Alex antwortete:
„Ich atme, bis mein Gehirn auf mein Herz hört.“

Als er in dieser Nacht unter dem Sternenhimmel nach Hause fuhr, dachte er darüber nach, wie einfach seine Transformation gewesen war. Keine Medikamente. Keine

Therapie. Nur Atem, Fokus und Emotion – täglich geübt, bis es zur Gewohnheit wurde.

Eines Abends saß er neben seiner Tochter, während sie einschlief. Ihre Atmung war langsam und rhythmisch – ruhig und rein. Er passte seinen Atem ihrem an und lächelte.

„Das ist Kohärenz“, flüsterte er leise. „Wenn Herz und Gehirn zusammen tanzen.“

Viele Jahre später gab Alex Atemworkshops für Einsatzkräfte, die mit Burnout kämpften. Er sagte ihnen:

„Ihr müsst dem Stress nicht entkommen. Ihr müsst verändern, wie euer Körper ihn übersetzt. Wenn Atem, Herz und Gehirn dieselbe Sprache sprechen, beginnt Heilung automatisch.“

Jede Sitzung endete auf die gleiche Weise – alle atmeten gemeinsam im gleichen Rhythmus, und der Raum erfüllte sich mit einer ruhigen Harmonie, die sich wie gemeinsamer Frieden anfühlte.

Während er sie anleitete, schloss Alex immer die Augen und legte seine Hand auf sein Herz – nicht nur, um zu lehren, sondern um sich selbst zu erinnern.

Der Atem hatte ihm sein Leben zurückgegeben.

Und nun flüsterte jedes Einatmen:

Du bist sicher.

Und jedes Ausatmen antwortete:

Du bist ganz.

Kapitel 7: Schlaf und Regeneration – Wie tiefe Ruhe Körper und Geist repariert

Schlaf ist kein Luxus – er ist eine biologische Notwendigkeit, ein heiliges Zeitfenster, in dem Gehirn und Körper reparieren, sich reorganisieren und erneuern. Während Sie schlafen, entfernt Ihr Gehirn Giftstoffe, festigt Erinnerungen und verdrahtet sich neu. Ihr Körper schüttet Wachstumshormone aus, repariert Gewebe und stellt Energie auf zellulärer Ebene wieder her. Jede Nacht erhalten Sie die Chance, sich von innen heraus zu heilen – wenn Sie es zulassen. Doch in der modernen Gesellschaft ist wirklich erholsamer Schlaf selten geworden. Viele Menschen fallen in einen oberflächlichen Ruhezustand, der von Unterbrechungen, Stress und digitaler Überstimulation geprägt ist. Das Ergebnis sind chronische Müdigkeit, hormonelle Ungleichgewichte, ein geschwächtes Immunsystem und beschleunigte Alterung. Um Heilung zu meistern, müssen Sie den Schlaf meistern – das Fundament der Regeneration.

Das Gehirn arbeitet in rhythmischen Zyklen, den sogenannten zirkadianen Rhythmen, die durch den Wechsel von Licht und Dunkelheit gesteuert werden. Wenn Sie diese natürlichen Zyklen ignorieren – indem Sie spät unter künstlichem Licht wach bleiben oder vor dem Schlafengehen auf Bildschirme starren – wird die innere Uhr Ihres Gehirns verwirrt. Die Zirbeldrüse, die Melatonin reguliert, kann den Schlaf nicht mehr effektiv einleiten. Ohne regelmäßige und qualitativ hochwertige Erholung bleibt Ihr Gehirn entzündet, Ihre Emotionen instabil und Ihr Stoffwechsel träge. Der erste Schritt zur Wiederherstellung der Regeneration besteht darin, sich wieder mit dem Rhythmus der Natur zu synchronisieren. Gehen Sie jeden Tag zur gleichen Zeit schlafen und stehen Sie zur gleichen Zeit auf – idealerweise im Einklang mit dem Sonnenrhythmus. Morgendliches Sonnenlicht hilft, Ihren zirkadianen Rhythmus neu einzustellen, während Dunkelheit am Abend die Melatoninproduktion auslöst.

Der nächste Schritt ist die Schaffung eines Schlafheiligtums. Ihr Schlafzimmer sollte ein Tempel der Erholung sein – kühl, dunkel und ruhig. Entfernen Sie elektronische Geräte, schalten Sie nach Möglichkeit nachts das WLAN aus und vermeiden Sie Quellen von blauem Licht. Die Raumtemperatur sollte zwischen 18 und 20 °C liegen, da kühlere Luft dem Körper signalisiert, Schlafhormone freizusetzen. Investieren Sie in bequeme Bettwäsche, halten Sie den Raum frei von Unordnung und nutzen Sie Ihr Bett ausschließlich für Schlaf und Intimität. Diese klaren körperlichen Grenzen trainieren Ihr Gehirn, diesen Raum mit Regeneration statt mit Stimulation zu verbinden.

Auch der Geist muss lernen loszulassen. Viele Menschen versuchen zu schlafen, während ihr Gehirn weiterhin im Problemlösungsmodus arbeitet. Sie analysieren den Tag, planen den nächsten und wiederholen Gespräche — all das hält die Stressreaktion aktiv. Um den Geist auf Ruhe vorzubereiten, schaffen Sie ein Abendritual. Eine Stunde vor dem Schlafengehen dimmen Sie das Licht, schalten Benachrichtigungen aus und vermeiden stimulierende Inhalte. Trinken Sie eine Tasse Kräutertee, nehmen Sie eine warme Dusche oder lesen Sie etwas Inspirierendes. Anschließend können Sie eine kurze Kohärenz-Atmung durchführen: fünf Sekunden einatmen, fünf Sekunden ausatmen, während Sie sich auf Dankbarkeit für den Tag konzentrieren. Dies verschiebt Ihre Gehirnwellen von hochfrequenten Beta-Wellen (Wachzustand) zu langsamen Alpha-Wellen (Ruhe) und schließlich zu Theta-Wellen (schlafbereit). Dankbarkeit setzt Serotonin frei, das sich später in Melatonin — das natürliche Schlafhormon — umwandelt.

Auch Ernährung und Bewegung beeinflussen die Regeneration. Vermeiden Sie schwere Mahlzeiten, Koffein und Alkohol innerhalb von drei Stunden vor dem Schlafengehen. Obwohl Alkohol schläfrig machen kann, stört er die Tiefschlafphasen und verhindert eine vollständige Entgiftung des Gehirns. Leichte Dehnübungen oder Yoga am Abend können die Muskeln entspannen und Ihrem Körper signalisieren, dass Ruhe bevorsteht. Ebenso hilft ein stabiler Blutzuckerspiegel über den Tag hinweg, nächtliche Cortisolspitzen zu vermeiden, sodass der Schlaf ungestört bleibt.

Während des Tiefschlafs erreicht das Gehirn die Delta-Wellen-Frequenz — den Zustand, in dem Neurogenese (die Bildung neuer Gehirnzellen) und Gewebereparatur ihren Höhepunkt erreichen. Das glymphatische System, ein lymphähnliches Reinigungssystem des Gehirns, spült Giftstoffe aus, darunter Beta-Amyloid-Proteine, die mit Alzheimer in Verbindung gebracht werden. Dieser Prozess findet nur statt, wenn Sie schlafen. Chronischer Schlafmangel verhindert buchstäblich, dass Ihr Gehirn sich selbst reinigt. Langfristig führt dies zu Gedächtnisverlust, schwacher Immunabwehr und vorzeitiger Alterung. Wenn Sie dem Tiefschlaf Priorität geben, erlauben Sie Ihrem Körper jede Nacht eine natürliche Entgiftung — ein Prozess, der stärker ist als jedes Nahrungsergänzungsmittel.

Wenn Sie unter Schlaflosigkeit oder unruhigem Schlaf leiden, lohnt es sich, die emotionalen Ursachen zu betrachten. Angst, ungelöste Gedanken und innere Spannungen halten den Geist oft wach. Ein Tagebuch vor dem Schlafengehen kann helfen, mentale Unruhe zu entladen. Schreiben Sie auf, was gut gelaufen ist, wofür Sie dankbar sind und was Sie bis zum nächsten Morgen loslassen können. Sie können auch Visualisierung nutzen, um in den Schlaf zu gleiten: Stellen Sie sich vor, Sie treiben auf ruhigem Wasser, umgeben von Licht. Mit jedem Ausatmen lassen Sie eine weitere Schicht Spannung los. Während Ihr Gehirn in langsamere Frequenzen übergeht, aktiviert sich Ihr Immunsystem und beginnt, jede Zelle und jedes Organ zu reparieren.

Schlaf ist kein Entkommen aus dem Leben – er ist die Vorbereitung darauf, gut zu leben. Jede Nacht echter Erholung bereitet Sie auf einen Tag voller Stärke und Klarheit vor. Wenn Sie lernen, sich dem Tiefschlaf hinzugeben, aktivieren Sie den natürlichen Bauplan Ihres Körpers für Heilung. Am nächsten Morgen wird Ihr Geist schärfer sein, Ihre Emotionen stabiler und Ihr inneres Gleichgewicht stärker. Denken Sie daran: Energie entsteht nicht durch Anstrengung – sie wird durch Erholung wiederhergestellt. Regeneration ist nichts, das Sie verdienen müssen. Sie ist etwas, das Sie zulassen.

Die Schlaflösung

Elena hatte längst vergessen, wie es sich anfühlt, erfrischt aufzuwachen. Jeder Morgen war ein Kompromiss zwischen Erschöpfung und Pflicht. Kaffee wurde zu ihrer Lebensader, Nickerchen zu ihrer einzigen Erleichterung. Nachts jedoch weigerte sich ihr Geist zu ruhen. Sie lag im Bett und scrollte durch ihr Telefon – die Augen müde, aber der Geist rastlos – während sie den Tag immer wieder durchdachte. Ihr Körper schmerzte, ihre Stimmung verdunkelte sich und ihre Konzentration schwand.

Ihr Arzt vermutete Stress als Ursache.
„Versuchen Sie, mehr zu schlafen", sagte er sanft.

Doch wie sollte sie versuchen zu schlafen? Schlaf war das Einzige, das sie nicht kontrollieren konnte.

Eines Abends, nach einer weiteren schlaflosen Nacht, stieß Elena auf einen Podcast über die Neurowissenschaft des Schlafs. Der Moderator sprach über „Kohärenz-Atmung" und darüber, wie der Körper im Delta-Schlaf heilt. Etwas in ihr klickte – sie hatte versucht, Schlaf zu erzwingen, statt sich darauf vorzubereiten.

An diesem Abend schaltete sie ihr Telefon aus, dimmte das Licht und setzte sich still auf die Bettkante. Sie nahm fünf tiefe Atemzüge, durch die Nase ein und durch den Mund aus, genau wie beschrieben. Zunächst sträubte sich ihr Körper. Ihr Geist flüsterte ständig: Das funktioniert nicht.

Doch sie machte weiter.

Nach wenigen Minuten sanken ihre Schultern, ihr Kiefer entspannte sich und ihr Herzschlag verlangsamte sich. Sie stellte sich jeden Atemzug wie eine sanfte Welle vor, die den Lärm des Tages mit sich fortspülte. Ohne es zu merken, war sie im Sitzen eingeschlafen – etwas, das ihr seit Jahren nicht mehr passiert war.

Am nächsten Morgen wachte sie vor dem Wecker auf. Sie war noch nicht vollkommen ausgeruht, aber etwas fühlte sich anders an. Ihr Geist war klarer, ihr Körper leichter.

Es war der erste kleine Sieg.

Ermutigt begann sie, Veränderungen vorzunehmen. Sie behandelte die Schlafenszeit wie ein heiliges Ritual statt wie einen Nebengedanken. Keine späten Bildschirme mehr, keine hektischen E-Mails. Das harte blaue Licht ihres Telefons ersetzte sie durch das warme Licht einer Lampe. Jeden Abend bereitete sie Kamillentee zu und las einige Seiten eines Romans. Ihr Zimmer wurde zu ihrem Zufluchtsort – kühl, ruhig und frei von Unordnung.

Es wurde ihr neuer Tempel der Heilung.

Sie begann auch, vor dem Schlafengehen Tagebuch zu schreiben. Jeder Eintrag begann gleich: Heute bin ich dankbar für...

Manchmal war es das Lachen ihrer Tochter. Manchmal einfach nur die Wärme ihrer Decke.

Dankbarkeit, bemerkte sie, beruhigte ihren Geist.

Wenn alte Sorgen oder Schuldgefühle auftauchten, sagte sie sich:
„Darum kümmere ich mich morgen. Heute Nacht ist für Heilung.“

Ihr Atem wurde langsamer, ihre Augenlider schwerer, und ihr Körper begann, dem Ritual zu vertrauen.

Nach einigen Wochen geschah etwas Bemerkenswertes. Ihre chronischen Rückenschmerzen, die sie jahrelang begleitet hatten, begannen zu verschwinden. Ihre Stimmung stabilisierte sich. Selbst ihre Haut wirkte frischer.

Bei der Arbeit bemerkten Kollegen die Veränderung.

„Du siehst anders aus“, sagte eine. „Glücklicher.“

Elena lächelte.
„Ich schlafe endlich“, antwortete sie.

Doch tief im Inneren wusste sie, dass es mehr war. Sie regenerierte sich.

Eines Abends lag sie im Bett und visualisierte, wie ihr Körper Schicht für Schicht heilte. Sie stellte sich vor, wie ihr Gehirn Giftstoffe ausspült wie ein ruhiger Fluss durch einen Wald, während ihre Zellen vor Vitalität leuchten. Sie sah ihr Herz zwischen den Schlägen ruhen, ihre Muskeln weich werden und ihre Organe in Harmonie arbeiten.

Mit jedem langsamen Atemzug flüsterte sie:
„Danke, Körper. Du kannst jetzt ruhen."

Diese Worte wurden zu ihrem Schlaflied.

Monate später brauchte Elena keinen Wecker mehr. Ihr Körper wachte bei Sonnenaufgang ganz natürlich auf — ruhig und erneuert. Sie fühlte sich verbunden — nicht nur mit ihrem eigenen Rhythmus, sondern mit dem Rhythmus des Lebens selbst.

Manchmal dachte sie an ihre schlaflosen Nächte zurück und lächelte. Sie hatte ihre Schlaflosigkeit nicht durch Anstrengung geheilt — sondern indem sie die Kontrolle losließ.

Sie hatte aufgehört, Ruhe zu jagen, und gelernt, sie zu empfangen.

Heute sagt sie Freunden, die über Müdigkeit klagen:

„Schlaf ist nichts, in das man einfach hineinfällt. Er ist etwas, auf das man sich vorbereitet — wie auf eine heilige Zeremonie."

Und jede Nacht, wenn sie die Augen schließt, spürt Elena die tiefe, uralte Weisheit ihres Körpers erwachen – nicht im Licht des Tages, sondern in der heilenden Stille des Schlafs.

Kapitel 8: Ernährung für das heilende Gehirn — Den Geist nähren, der den Körper repariert

Ihr Gehirn verbraucht etwa 20 % der Energie Ihres Körpers, obwohl es nur ungefähr anderthalb Kilogramm wiegt. Jeder Gedanke, jede Emotion und jede Erinnerung hängt von dem Treibstoff ab, den Sie ihm geben. Die Verbindung zwischen Nahrung und mentaler Gesundheit ist unbestreitbar — Ihre Gehirnchemie, Ihr hormonelles Gleichgewicht und die Stärke Ihres Immunsystems werden maßgeblich von dem beeinflusst, was Sie essen. Ernährung geht nicht nur um Kalorien oder Gewichtskontrolle; sie ist Information. Jeder Bissen sendet molekulare Signale an Ihre Zellen, die entweder Entzündungen und Krankheiten fördern oder Heilung und Regeneration anregen können. Um ein selbstheilendes Gehirn aufzubauen, müssen Sie lernen, so zu essen, dass optimale neuronale Funktion, hormonelles Gleichgewicht und langfristige Vitalität unterstützt werden.

Das Gehirn besteht größtenteils aus Fett — insbesondere aus Omega-3-Fettsäuren wie DHA, die die Struktur der Neuronen bilden und die Signalübertragung zwischen Gehirnzellen ermöglichen. Ohne ausreichend gesunde Fette verlieren Neuronen ihre Flexibilität und die Kommunikation verlangsamt sich. Entzündungen nehmen zu, die geistige Klarheit sinkt und die Stimmungsregulation leidet. Um dies umzukehren, konzentrieren Sie sich auf entzündungshemmende Fette wie sie in Avocados, Leinsamen, Chiasamen, Walnüssen und fettreichen Kaltwasserfischen wie Lachs und Sardinen vorkommen. Wenn Sie sich pflanzlich ernähren, liefert Algenöl eine reichhaltige Quelle von DHA. Diese Fette bauen buchstäblich die Zellmembranen Ihres Gehirns wieder auf und machen sie stärker und widerstandsfähiger.

Ebenso wichtig sind Antioxidantien — Nährstoffe, die Ihre Neuronen vor oxidativem Stress schützen, dem zellulären „Rost“, der durch Stress, Umweltverschmutzung und schlechte Ernährung entsteht. Zu den besten Quellen gehören farbenreiche Früchte und Gemüse: Blaubeeren, Grünkohl, Spinat, Kurkuma, Rote Bete und grüner Tee. Diese Lebensmittel neutralisieren freie Radikale und stimulieren die Produktion des sogenannten Brain-Derived Neurotrophic Factor (BDNF), einer Substanz, die die Neuroplastizität fördert — also die Fähigkeit des Gehirns zu wachsen und sich anzupassen. Mit anderen Worten: Antioxidantienreiche Nahrung macht Ihr Gehirn besser in der Lage, sich selbst zu heilen.

Zucker hingegen ist der stille Feind des Gehirns. Übermäßiger Zuckerkonsum verursacht chronische Entzündungen, schädigt Blutgefäße und verringert die Insulinsensitivität im Gehirn. Mit der Zeit kann dies zu kognitivem Abbau, Angstzuständen und Depressionen führen. Um ein heilendes Gehirn zu unterstützen, sollten Sie raffinierten Zucker und stark verarbeitete Kohlenhydrate vermeiden. Wählen Sie stattdessen langsam verdauliche Kohlenhydrate wie Quinoa, Hafer, Süßkartoffeln und Hülsenfrüchte. Diese liefern eine konstante Freisetzung von Glukose — dem bevorzugten Brennstoff des Gehirns — ohne schädliche Insulinspitzen zu verursachen.

Protein ist das Baumaterial für Neurotransmitter — chemische Botenstoffe, die Stimmung und Denken regulieren. Aminosäuren wie Tryptophan, Tyrosin und Glutamin sind Vorstufen von Serotonin, Dopamin und GABA — Molekülen, die bestimmen, ob Sie sich ruhig, motiviert oder ausgeglichen fühlen. Integrieren Sie daher in jede Mahlzeit moderate Mengen hochwertiger Proteine: Linsen, Eier, Tofu, Bohnen, Hanfsamen oder, wenn Sie sich omnivor ernähren, Fleisch aus artgerechter Haltung. In Kombination mit komplexen Kohlenhydraten und gesunden Fetten stellen Proteine sicher, dass Ihr Gehirn die notwendigen Bausteine erhält, um emotionale und mentale Stabilität aufrechtzuerhalten.

Hydration ist eine weitere zentrale Säule der Gehirngesundheit. Das Gehirn besteht zu etwa 75 % aus Wasser, und schon leichte Dehydrierung beeinträchtigt Gedächtnis, Konzentration und Stimmung. Trinken Sie über den Tag verteilt ausreichend Wasser — vorzugsweise gefiltert und frei von Schwermetallen. Vermeiden Sie übermäßigen Koffeinkonsum, der den Körper dehydriert und das Nervensystem überstimuliert. Kräutertees, Kokoswasser und mineralreiches Quellwasser sind hervorragende Alternativen, die den Elektrolythaushalt stabil halten und die elektrische Kommunikation zwischen Neuronen unterstützen.

Neben Makronährstoffen spielen auch Mikronährstoffe — Vitamine und Mineralstoffe — eine entscheidende Rolle bei der Heilung des Gehirns. Magnesium beruhigt das Nervensystem, Zink unterstützt die Funktion von Neurotransmittern und B-Vitamine sind essenziell für Energiestoffwechsel und Stimmungsregulation. Blattgemüse, Samen, Nüsse und Vollkornprodukte liefern diese Nährstoffe in großer Menge. Vitamin D, oft als „Sonnenvitamin" bezeichnet, ist ein weiterer entscheidender Faktor. Niedrige Vitamin-D-Spiegel stehen in Zusammenhang mit Depression und kognitivem Abbau. Tägliche Sonnenexposition oder eine gezielte Supplementierung kann daher einen großen Unterschied machen.

Auch der Zeitpunkt der Mahlzeiten ist wichtig. Gehirn und Verdauungssystem funktionieren am besten in stabilen Rhythmen. Schwere Mahlzeiten spät am Abend stören den Schlaf und verlangsamen die Zellreparatur. Versuchen Sie daher, Ihre letzte Mahlzeit mindestens drei Stunden vor dem Schlafengehen einzunehmen. Intervallfasten — oder einfach eine Pause von 12 bis 14 Stunden zwischen Abendessen und Frühstück — gibt Ihrem Verdauungssystem Zeit zur Erholung und Ihrem Gehirn Zeit zur Entgiftung. Während dieser Fastenperioden produziert der Körper Ketone, die das Gehirn effizienter als Glukose versorgen und mentale Klarheit sowie Konzentration fördern.

Die einfachste Regel für eine gehirnfreundliche Ernährung lautet: Essen Sie so naturbelassen wie möglich. Je weniger Zutaten ein Lebensmittel enthält, desto besser. Wählen Sie Nahrung, die noch so aussieht, als käme sie direkt aus der Natur und nicht aus einer Fabrik. Wenn Sie bewusst und dankbar unverarbeitete Lebensmittel essen, kehren Körper und Geist in ihr natürliches Gleichgewicht zurück. Ernährung ist nicht nur Wissenschaft — sie ist Energie, Frequenz und Kommunikation. Wenn Sie sich bewusst nähren, sagen Sie Ihrem Körper: Ich entscheide mich für Leben. Ich entscheide mich für Gesundheit. Mit der Zeit werden diese Entscheidungen zu Ihrer Biologie.

Besseres Essen für Maya

Maya war eine talentierte Grafikdesignerin, doch in letzter Zeit war ihre Kreativität verschwunden. Stundenlang starrte sie auf ihren Bildschirm, unfähig, sich zu konzentrieren. Ihre Gedanken fühlten sich wie im Nebel an, ihre Stimmung war gedrückt.

„Vielleicht ist es Burnout", sagte ihr Arzt und empfahl mehr Ruhe.

Doch Ruhe half nicht. Kaffee wurde zu ihrer Krücke – drei, manchmal vier Tassen am Tag – gefolgt von Essen zum Mitnehmen und späten Snacks. Ihr Körper überlebte nur noch, statt wirklich zu leben.

Eines Nachmittags las sie einen Artikel über Gehirngesundheit. Ein Satz traf sie besonders:

„Jede Zelle Ihres Körpers hört darauf, was Sie essen."

Sie hielt inne. Plötzlich wurde ihr klar, dass sie ihr Gehirn mit Junkfood versorgt hatte, während sie von ihm brillante Ideen erwartete.

Am selben Abend räumte sie ihre Vorratskammer aus. Chips, Kekse und zuckerhaltige Getränke wanderten in den Müll.

Stattdessen füllte sie ihre Küche mit frischem Obst, Gemüse, Nüssen und Getreide.

„Wenn ich auf dem Bildschirm etwas Schönes gestalten kann", dachte sie, „kann ich auch etwas Schönes in mir selbst gestalten."

Die ersten Tage waren schwierig. Ihr Körper verlangte nach Zucker und Koffein. Ihre Kopfschmerzen wurden zunächst schlimmer, bevor sie besser wurden. Doch sie blieb entschlossen.

Jeden Morgen bereitete sie einen Smoothie aus Spinat, Blaubeeren und Chiasamen zu. Mittags ersetzte sie Sandwiches durch farbenreiche Salate mit Olivenöl. Schon nach einer Woche bemerkte sie eine Veränderung. Sie wachte vor ihrem Wecker auf, ihre Gedanken waren klarer und ihre Angstgefühle schwächer.

Ermutigt begann sie, mehr zu lernen. Sie entdeckte, wie Omega-3-Fette Neuronen aufbauen, wie Kurkuma Entzündungen im Gehirn reduziert und wie Magnesium das Nervensystem beruhigt.

Essen war nicht länger nur Nahrung — es wurde Medizin.

Sie entwickelte das, was sie ihr „Gehirnmenü" nannte: gegrillter Lachs mit Quinoa, Avocado-Toast mit Hanfsamen,

Linsensuppe mit Kurkuma und Ingwer. Sie begann auch achtsam zu essen – langsam zu kauen, die Aromen bewusst wahrzunehmen und ihrem Essen vor jeder Mahlzeit still zu danken.

Nach einem Monat war die Veränderung offensichtlich. Ihre Haut strahlte, ihre Kreativität kehrte zurück und ihre Konzentration wurde schärfer.

„Was ist dein Geheimnis?“, fragte eine Kollegin.

Maya lächelte.
„Ich habe angefangen, mein Gehirn zu ernähren – nicht nur meinen Appetit.“

Doch die Veränderung ging tiefer als Ernährung. Sie wurde spirituell. Beim Kochen fand Maya Freude im Rhythmus – Gemüse schneiden, Suppen umrühren, Farben auf ihrem Teller arrangieren. Kochen wurde zu einer Meditation, zu einem täglichen Gespräch mit ihrem Körper.

Wenn sie aß, schloss sie oft die Augen und stellte sich vor, wie ihr Essen als Licht in ihre Zellen strömte und sie von innen heraus heilte.

Eines Abends dachte Maya darüber nach, wie weit sie gekommen war. Der Nebel war verschwunden. Die Angst, die sie einst begleitet hatte, war verblasst. Ihr Geist war klar, ihre Emotionen ausgeglichen und ihre Kreativität floss wieder.

Sie erkannte, dass Heilung nicht kompliziert war – sie bestand darin, zur Einfachheit zurückzukehren, auf den Körper zu hören und seine Bedürfnisse zu respektieren.

Sie begann, ihre Reise online zu teilen. Fotos ihrer farbenfrohen Mahlzeiten veröffentlichte sie mit Bildunterschriften wie:
„Dein Gehirn ist deine erste Leinwand — ernähre es gut."

Menschen fühlten sich inspiriert. Nachrichten von Fremden trafen ein, die ihr dafür dankten, dass sie sie zu bewusster Ernährung motiviert hatte.

Monate später verspürte sie kein Verlangen mehr nach Koffein oder Zucker. Ihre Energie kam von innen. Sie lachte leichter, schlief tiefer und arbeitete mit neuer Freude.

Eines Abends schrieb sie in ihr Tagebuch:

„Früher habe ich gegessen, um Zeit zu füllen. Heute esse ich, um Leben aufzubauen. Jeder Bissen ist ein Pinselstrich am Meisterwerk meines Geistes."

Maya erkannte die Wahrheit, die sowohl Wissenschaft als auch Spiritualität flüstern: Heilung beginnt damit, wie man sich selbst nährt.

Essen war für sie nicht länger Trost oder Kontrolle. Es war Schöpfung. Und indem sie besseren Treibstoff wählte, hatte sie nicht nur ihr Gehirn neu aufgebaut – sondern ihr ganzes Leben.

Kapitel 9: Bewegung und Geist–Körper-Integration – Gesundheit durch körperlichen Fluss neu verdrahten

Ihr Körper wurde geschaffen, um sich zu bewegen – nicht nur zu existieren. Bewegung ist nicht einfach eine mechanische Handlung, um Kalorien zu verbrennen oder Muskeln aufzubauen; sie ist Kommunikation. Jede Dehnung, jeder Schritt und jeder Atemzug sendet Botschaften an das Gehirn und beeinflusst Ihre Gedanken, Ihre Stimmung und sogar die Aktivität Ihrer Gene. Die Verbindung zwischen Geist und Körper ist keine Metapher – sie ist Biologie. Bewegung stimuliert die Neurogenese (die Bildung neuer Gehirnzellen), erhöht die Versorgung mit Sauerstoff und Nährstoffen und verbessert die Neuroplastizität, was bedeutet, dass sich Ihr Gehirn buchstäblich durch Bewegung neu verdrahtet. In Wahrheit ist Bewegung Medizin – das reinste und natürlichste Mittel für geistige Klarheit, emotionales Gleichgewicht und körperliche Vitalität.

Das moderne Leben hat uns von dieser Wahrheit entfernt. Langes Sitzen, ständige Bildschirmnutzung und chronischer Stress haben eine Gesellschaft geschaffen, deren Geist in unbeweglichen Körpern gefangen ist. Wenn Sie sich nicht bewegen, interpretiert Ihr Gehirn dies als Zeichen von Abbau. Der Blutfluss verlangsamt sich, neuronale Verbindungen schwächen sich und emotionale Widerstandskraft nimmt ab. Doch wenn Sie sich bewusst bewegen – gehen, sich dehnen, tanzen oder einfach tief atmen – wird Ihr Gehirn aktiv, Ihre Stimmung verbessert sich und Ihr Körper beginnt, sich selbst zu reparieren. Regelmäßige, achtsame Bewegung aktiviert ruhende Systeme, verbessert den Lymphfluss, reduziert Entzündungen und stellt das hormonelle Gleichgewicht wieder her.

Der Schlüssel zur Heilung durch Bewegung liegt nicht in Intensität, sondern in Bewusstsein. Heilende Bewegung bedeutet nicht Wettbewerb – sie bedeutet Verbindung. Ob Sie Yoga, Tai Chi, Schwimmen oder Spaziergänge praktizieren, entscheidend ist, dass Atem, Aufmerksamkeit und Körper miteinander synchronisiert sind. Wenn Sie sich mit Präsenz bewegen, schüttet das Gehirn Endorphine und Serotonin aus – Neurotransmitter, die Freude fördern und die Wahrnehmung von Schmerz reduzieren. Das Kleinhirn, das Bewegungen koordiniert, kommuniziert direkt mit den emotionalen Zentren des Gehirns. Deshalb kann rhythmische, bewusste Bewegung Depressionen und Angstzustände ebenso wirksam lindern wie Medikamente – jedoch ohne Nebenwirkungen.

Um die Verbindung zwischen Geist und Körper zu aktivieren, beginnen Sie klein. Nehmen Sie sich jeden Morgen fünf Minuten Zeit für sanfte Bewegung — strecken Sie Ihre Wirbelsäule, drehen Sie Ihre Gelenke und atmen Sie tief in den Bauch. Stellen Sie sich vor, wie Sie Ihren Körper Zelle für Zelle aufwecken. Diese kleinen Bewegungen aktivieren die Propriozeption — das Bewusstsein Ihres Körpers im Raum — und senden kraftvolle Signale an Ihr Gehirn, dass Sie lebendig und aktiv sind. Während Sie sich bewegen, atmen Sie durch die Nase ein und durch den Mund aus und verbinden Sie Atem und Bewegung zu einem fließenden Rhythmus. Wenn diese Muster synchron sind, tritt Ihr Nervensystem in einen Zustand der Kohärenz ein, und Ihr Geist wird auf natürliche Weise ruhiger.

Gehen ist vielleicht die unterschätzteste Heilpraxis überhaupt. Es stärkt das Herz, reguliert den Blutzucker und fördert Kreativität, indem es beide Gehirnhälften gleichzeitig aktiviert. Versuchen Sie, täglich 20 bis 30 Minuten bewusst zu gehen. Gehen Sie ohne Ablenkungen. Lassen Sie Ihr Telefon zu Hause. Spüren Sie, wie Ihre Füße die Erde berühren, wie Ihr Herzschlag sich mit Ihren Schritten synchronisiert und wie Ihr Atem Ihren Rhythmus begleitet. Jeder Schritt ist eine Bestätigung: Ich bin hier. Ich heile. Ich bin frei. Diese meditative Form des Gehens verankert Sie im gegenwärtigen

Moment und versorgt Ihren Körper mit Sauerstoff — der reinsten Heilquelle der Natur.

Auch Widerstands- und Krafttraining spielen eine wichtige Rolle für die neurologische Gesundheit. Muskelaufbau verbessert die Insulinsensitivität, setzt Wachstumshormone frei und steigert die Gehirnfunktion. Doch Krafttraining für Heilung erfordert kein schweres Heben — selbst Übungen mit dem eigenen Körpergewicht wie Liegestütze, Kniebeugen oder Widerstandsbänder können die Gehirnchemie stark beeinflussen. Bewegung, die Sie fordert, ohne Sie zu erschöpfen, lehrt Ihr Gehirn Anpassungsfähigkeit — genau das neuroplastische Prinzip, das auch mentale Widerstandskraft bestimmt.

Wenn Sie sich von Krankheit oder Verletzung erholen, konzentrieren Sie sich auf langsame, regenerative Bewegung. Dehnen Sie sich sanft, atmen Sie bewusst und visualisieren Sie, wie Ihr Körper mit jeder Bewegung heilt. Kombinieren Sie Bewegung mit Vorstellungskraft: Stellen Sie sich vor, wie Ihre Gelenke geschmeidig werden, Ihr Blut frei fließt und Ihre Zellen voller Energie pulsieren. Diese Kombination aus körperlicher Bewegung und mentaler Vorstellung verstärkt die Heilung enorm — denn Ihr Gehirn interpretiert vorgestellte und tatsächliche Bewegung auf ähnliche Weise.

Vor allem aber bewegen Sie sich mit Freude. Heilung gedeiht nicht unter Zwang. Tanzen Sie zu Ihrem Lieblingslied, arbeiten Sie im Garten unter der Sonne oder schwimmen Sie im offenen Wasser – tun Sie, was Ihren Körper daran erinnert, dass das Leben fließen soll. Jede freudvolle Bewegung durchflutet Ihr Gehirn mit Dopamin und Oxytocin, Hormonen, die die Zellreparatur beschleunigen. Denken Sie daran: Der menschliche Körper ist keine Maschine, die sich abnutzt – er ist ein intelligenter Organismus, der sich regeneriert, wenn er Bewegung, Sauerstoff und Liebe erhält.

Ihr Gehirn und Ihr Körper sind Partner in der Schöpfung. Wenn Sie sich bewusst bewegen, trainieren Sie nicht nur Ihre Muskeln – Sie formen Ihren Geist, bringen Ihre Hormone ins Gleichgewicht und senden eine klare Botschaft an Ihre Zellen: Wir leben. Wir wachsen. Wir sind ganz. Bewegung ist nicht nur das Gegenteil von Stillstand; sie ist die Sprache der Heilung selbst.

Javiers Geschichte

Javier war seit zwanzig Jahren Architekt und entwarf wunderschöne Räume für andere Menschen – während er selbst in einem Käfig der Bewegungslosigkeit lebte. Lange Stunden am Schreibtisch hatten ihm Rückenschmerzen, Müdigkeit und einen ständigen mentalen Nebel beschert, der das Denken schwer machte. Sein Arzt verschrieb Muskelrelaxantien, doch sie machten ihn schläfrig.

„Sie müssen sich mehr bewegen“, sagte der Arzt. „Gehen Sie spazieren, dehnen Sie sich, irgendetwas.“

Javier lächelte höflich, dachte aber innerlich:
Dafür habe ich keine Zeit.

Eines Morgens fiel ihm ein Bleistift unter den Schreibtisch. Als er sich bückte, schoss ein scharfer Schmerz durch seine Wirbelsäule. Er blieb stehen, rang nach Luft.

Es war ein Weckruf.

Am Wochenende überredete ihn seine Tochter, mit ihr einen Spaziergang durch die Nachbarschaft zu machen. Zuerst bewegte er sich steif, seine Gelenke protestierten bei jedem Schritt. Doch nach einigen Minuten geschah etwas. Der Schmerz ließ nach, seine Atmung vertiefte sich und eine unerwartete Leichtigkeit erfüllte seine Brust.

Zum ersten Mal seit Jahren fühlte er sich wirklich präsent.

Am nächsten Tag ging er wieder spazieren — diesmal allein. Ohne Musik und ohne Telefon hörte er einfach zu: dem Klang seiner Schritte auf dem Gehweg, dem Rhythmus seines Atems, den Vögeln am Morgen.

Die Welt wirkte plötzlich lebendiger.

Am Ende der Woche war das Gehen zu seinem Ritual geworden. Es ging nicht mehr um Fitness – es ging um Freiheit. Sein Geist wurde klarer und seine Kreativität kehrte zurück.

Inspiriert begann er, morgens kurze Dehnübungen einzubauen – den Nacken kreisen, die Arme heben, die Wirbelsäule sanft drehen. Jedes Mal, wenn er sich bewusst bewegte, spürte er, wie sich seine Stimmung veränderte. Die Steifheit, die sich einst dauerhaft angefühlt hatte, begann zu verschwinden.

Innerhalb eines Monats war der Nebel verschwunden.

Seine Kollegen bemerkten es sofort.

„Du wirkst wacher", sagte einer. „Und glücklicher."

Javier lächelte.
„Ich habe einfach wieder angefangen, auf meinen Körper zu hören."

Eines Nachmittags, während er ein Haus entwarf, erkannte Javier etwas Tiefes. Die Art, wie er seinen Körper bewegte, beeinflusste seine Architektur. Wenn er sich eingeschränkt fühlte, waren seine Entwürfe starr. Wenn er vor der Arbeit spazieren ging, flossen seine Ideen wie Musik.

Bewegung war die Brücke zwischen seinen inneren und äußeren Kreationen.

Er begann, Yoga- und Tai-Chi-Videos online zu erkunden, fasziniert von der Mischung aus Kraft und Anmut. Seine Lieblingspraxis wurde eine ruhige Morgenroutine – barfuß auf seinem Balkon stehen, mit dem Himmel atmen und eine Bewegung in die nächste fließen lassen.

Sein Körper wurde stärker, doch noch erstaunlicher war, wie ruhig sein Geist wurde.

„Es ist, als hätten meine Gedanken jetzt einen Rhythmus“, schrieb er in sein Tagebuch.
„Wenn sich mein Körper bewegt, heilt mein Geist.“

Einige Monate später trat Javier einer Tanzgruppe für Erwachsene bei – etwas, das er sich früher nie hätte vorstellen können. Anfangs war er unsicher und stolperte über die Schritte. Doch bald übernahm die Musik die Führung. Er lachte, drehte sich, tanzte – und zum ersten Mal seit seiner Kindheit spürte er pure Freude in der Bewegung.

Seine Rückenschmerzen verschwanden vollständig und machten Energie und Leichtigkeit Platz.

Eines Abends, nach einem langen Tanztag, stand Javier vor dem Spiegel und streckte die Arme weit aus.

„So sieht Heilung aus“, flüsterte er.

Es war keine Pille und keine Behandlung – es war die Wiederentdeckung von Bewegung als Sprache des Lebens.

Später begann er sogar, seinen Kunden zu empfehlen, Häuser mit offenen Räumen für Bewegung, Meditation und natürliches Licht zu entwerfen.

„Bewegung gehört überall hin“, sagte er ihnen. „So erinnert sich der Körper daran, dass er lebt.“

Viele Jahre später, wenn ihn jemand fragte, was seine Gesundheit verändert habe, lächelte Javier und sagte:

„Ich habe angefangen zu gehen — und nie wieder aufgehört.“

Jeder Schritt war zu einem Gebet geworden, jeder Atemzug zu einem Versprechen. Bewegung, erkannte er, bedeutete nicht, den Körper zu reparieren – sondern sich daran zu erinnern, dass Heilung beginnt, wenn Körper und Geist sich gemeinsam bewegen.

Kapitel 10: Der Geist als Medizin – Das Gehirn trainieren, um lebenslange Heilung aufrechtzuerhalten

Der Geist ist die mächtigste Apotheke, die je erschaffen wurde, fähig, jede Chemikalie, jedes Hormon und jede Verbindung zu produzieren, die Ihr Körper braucht, um sich zu reparieren und zu gedeihen. Die wahre Kunst der Selbstheilung besteht darin, den Geist darauf zu trainieren, diesen Zustand jeden Tag aufrechtzuerhalten. Während Ernährung, Schlaf und Bewegung den Körper wiederherstellen, bestimmen die Überzeugungen und der Fokus des Gehirns, ob diese Gewohnheiten zu dauerhaften Veränderungen oder nur zu vorübergehenden Verbesserungen werden. In diesem letzten Kapitel lernen Sie, wie Sie Ihren Geist durch Bewusstsein, Meditation, Intention und mentale Disziplin zu einem lebenslangen Instrument der Heilung machen.

Das Gehirn fungiert sowohl als Empfänger als auch als Sender Ihrer Realität. Wenn Ihre Gedanken fokussiert, kohärent und mit positiven Emotionen verbunden sind, sendet das Gehirn harmonische Signale an jede Zelle Ihres Körpers. Wenn Ihre Gedanken zerstreut, ängstlich oder selbstkritisch sind, werden dieselben Signale chaotisch und führen zu Spannung, Entzündung und Krankheit. Der Unterschied zwischen Verfall und Erneuerung wird dadurch bestimmt, was der Geist ständig wiederholt. Das Gehirn ist eine Musterbildungsmaschine – es kümmert sich nicht darum, ob das Muster hilfreich oder schädlich ist; es folgt einfach der Wiederholung. Deshalb beginnt die Meisterschaft der Heilung mit der Meisterschaft über die eigenen Gedanken.

Der erste Schritt, um den Geist für lebenslange Heilung zu trainieren, ist Bewusstsein ohne Urteil. Die meisten Menschen sind sich der Tausenden von Gedanken, die täglich durch ihren Geist ziehen, nicht bewusst. Viele davon sind Überreste der Vergangenheit – Sorgen, Reue oder begrenzende Überzeugungen. Diese Gedanken erzeugen biochemische Echos, die den Körper in einer Stresschemie gefangen halten. Beginnen Sie damit, Ihre Gedanken zu beobachten, wenn sie auftauchen, ohne sie als gut oder schlecht zu bewerten. Stellen Sie sich vor, Sie beobachten Wolken, die durch den Himmel Ihres Geistes ziehen. Allein das Bewusstsein beginnt, ihre emotionale Ladung zu schwächen. In dem Moment, in dem Sie erkennen, dass Sie nicht Ihre Gedanken sind, sondern deren Beobachter, gewinnen Sie die Freiheit, neue Gedanken zu wählen.

Sobald dieses Bewusstsein entwickelt ist, folgt der nächste Schritt: mentale Neuausrichtung. Wenn Sie sich dabei ertappen, Gedanken zu denken, die der Heilung widersprechen – „Ich bin müde", „Es wird schlimmer", „Nichts verändert sich" – halten Sie inne, atmen Sie tief ein und ersetzen Sie diesen Gedanken durch eine heilende Affirmation. Doch gehen Sie über Worte hinaus – fühlen Sie den neuen Gedanken in Ihrem Körper. Sagen Sie zum Beispiel: „Mein Körper stellt gerade sein Gleichgewicht wieder her", und nehmen Sie dazu einen langsamen Atemzug, der diese Aussage begleitet. Ihr Körper glaubt eher der Emotion als der Sprache. Mit der Zeit konditioniert diese Praxis das Gehirn darauf, selbst in schwierigen Situationen automatisch konstruktive, stärkende Überzeugungen zu wählen.

Der dritte Schlüssel ist meditative Schulung. Meditation bedeutet nicht Stille oder Flucht; sie bedeutet Fokus und Neuabstimmung. Schon zehn Minuten tägliche Meditation können nachweislich den präfrontalen Cortex (verantwortlich für Entscheidungen) stärken und die Amygdala (verantwortlich für Angst) verkleinern. Bei konsequenter Praxis verändert Meditation messbar die Gehirnwellen – von gestressten Beta-Wellen zu entspannten Alpha- und kreativen Theta-Wellen. Diese langsameren Wellen öffnen die Tür zu tiefer Heilung. Setzen Sie sich bequem hin, schließen Sie die Augen und konzentrieren Sie sich auf Ihren Atem oder Ihren Herzschlag. Wenn Gedanken auftauchen, beobachten Sie sie und kehren Sie zu Ihrem Fokuspunkt zurück. Mit der Zeit lernt Ihr Körper, Stille mit Sicherheit zu verbinden, sodass Heilungshormone dominieren und Stresschemie verblasst.

Visualisierung und Intention vertiefen diese Praxis weiter. Stellen Sie sich vor dem Schlafengehen oder direkt nach dem Aufwachen vor, dass Sie in perfekter Gesundheit leben — nicht als zukünftigen Wunsch, sondern als gegenwärtige Realität. Fühlen Sie diesen Zustand mit all Ihren Sinnen. Dieser mentale Probelauf lehrt Ihr Unterbewusstsein, die Biochemie der Heilung automatisch zu erzeugen. Das Unterbewusstsein, das die meisten Körperfunktionen steuert, unterscheidet nicht zwischen Vorstellung und Realität; es folgt der Emotion, die mit einem Gedanken verbunden ist. Wenn Sie wiederholt die Emotionen von Gesundheit fühlen — Dankbarkeit, Liebe, Vitalität — beginnt Ihr Gehirn, entsprechende Signale an das Immun-, Hormon- und Nervensystem zu senden.

Pflegen Sie schließlich Ihre mentale Hygiene so, wie Sie Ihre körperliche Hygiene pflegen. Begrenzen Sie den Kontakt mit Negativität — sei es durch Medien, Gespräche oder Ihren eigenen inneren Dialog. Umgeben Sie sich mit inspirierenden Informationen und Menschen, die Ihr Wachstum unterstützen. Führen Sie ein Dankbarkeitstagebuch und notieren Sie täglich Momente der Freude und Fortschritte, egal wie klein sie erscheinen mögen. Dankbarkeit aktiviert Gehirnzentren, die mit Belohnung und Freude verbunden sind, und versetzt Ihr Nervensystem in Kohärenz. Es ist unmöglich, gleichzeitig Dankbarkeit und Angst zu empfinden; die eine neutralisiert die andere.

Wenn der Geist diszipliniert wird, ist Frieden kein vorübergehender Zustand mehr — er wird zur Grundlage Ihres Lebens. Sie beginnen frühe Anzeichen von Ungleichgewicht zu erkennen und zu korrigieren, bevor sie zu Krankheit werden. Der Körper folgt der Richtung des Geistes wie ein treuer Schüler einem weisen Lehrer. Jede Zelle hört zu. Das Ziel ist nicht Perfektion, sondern Präsenz. Ein trainierter Geist beseitigt Herausforderungen nicht — er verwandelt sie in Chancen zur Erneuerung. Heilung wird dann zu einem Lebensstil und nicht zu einer Aufgabe. Ihr Gehirn wird zu Ihrem lebenslangen Verbündeten, Ihre Gedanken zu Ihrer Medizin und Ihr innerer Frieden zu Ihrem dauerhaften Zuhause.

Claires neue Medizin

Nach dem Tod ihrer Mutter fühlte Claire, als wäre ihr Leben in tausend unsichtbare Stücke zerbrochen. Angst umklammerte jeden Morgen ihre Brust, Erschöpfung begleitete sie durch den Tag, und Schlaf wurde zu einer fernen Erinnerung. Ärzte diagnostizierten Nebennierenschwäche und verschrieben Medikamente, doch nichts schien den Kern ihres Leidens zu berühren. „Ihre Tests sind in Ordnung“, sagte ein Arzt sanft. „Es ist Stress.“ Claire hätte beinahe gelacht. *Wenn es Stress ist, bin ich verloren*, dachte sie. *Denn ich kann meinen Geist nicht stoppen.*

Eines Nachmittags, während sie die alten Bücher ihrer Mutter sortierte, fand sie ein Notizbuch voller handgeschriebener Zitate. Auf der ersten Seite stand ein Satz: „Der Geist ist der erste Heiler des Körpers.“ Darunter hatte ihre Mutter geschrieben: „Trainiere ihn, und der Körper wird zuhören.“ Etwas an diesem Satz traf sie wie ein Blitz. In dieser Nacht, anstatt im Bett durch ihr Telefon zu scrollen, setzte sie sich still hin und begann einfach zu atmen. Gedanken stürmten herein — Erinnerungen, Sorgen, Zweifel — doch sie beobachtete sie nur, so wie man Wellen kommen und gehen sieht. Zum ersten Mal seit Monaten kämpfte sie nicht gegen ihre Gedanken. Sie beobachtete sie. Und langsam vertiefte sich ihr Atem.

Am nächsten Tag wachte sie etwas leichter auf — nicht geheilt, aber ruhiger. Ermutigt beschloss sie, daraus eine Gewohnheit zu machen. Jeden Morgen saß sie zehn Minuten lang still, atmete langsam und stellte sich vor, wie ihr Körper von einem sanften Licht umgeben war. Zuerst widersetzte sich ihr Geist. Er flüsterte: *Das ist sinnlos.* Doch sie blieb dabei. Innerhalb einer Woche stabilisierte sich ihr Herzschlag, ihre

Kopfschmerzen ließen nach und ihr Schlaf wurde tiefer. Sie begann zu schreiben, notierte jede Verbesserung, egal wie klein sie war. „Sechs Stunden geschlafen." „Heute Morgen keine Panik." „Heute gelacht." Diese Sätze wurden zu ihren neuen Affirmationen, zu ihrer neuen Medizin.

Bald bemerkte sie ihre alten Gedankenmuster im selben Moment, in dem sie auftauchten. Wenn ihr Geist sagte: „Du wirst nie besser werden", hielt sie inne und ersetzte den Gedanken durch: „Ich heile gerade." Manchmal glaubte sie es nicht, aber sie sagte es trotzdem – bis sie es eines Tages wirklich glaubte. Ihre innere Stimme wurde sanfter. Statt sich für Unvollkommenheit zu kritisieren, begann sie ihrem Körper dafür zu danken, dass er es versuchte. Der Krieg zwischen ihrem Geist und ihrem Körper endete langsam. Frieden, erkannte sie, wird nicht gefunden – er wird trainiert.

Eines Nachmittags saß sie am Fenster und stellte sich ihren Körper wie ein Orchester vor – jedes Organ, jede Zelle, jedes Neuron arbeitete im Einklang. Sie stellte sich ihr Herz wie einen Dirigenten vor, der Signale des Gleichgewichts durch ihren Blutkreislauf sendete. Tränen füllten ihre Augen – nicht aus Traurigkeit, sondern aus Erkenntnis. Jahrelang hatte sie darauf gewartet, dass etwas außerhalb von ihr sie repariert. Doch Heilung, erkannte sie, hatte nur darauf gewartet, dass sie sich an ihre eigene Kraft erinnerte.

Monate später war ihre Energie zurückgekehrt. Ihr Lachen kam wieder mühelos. Wenn Freunde fragten, was sich verändert hatte, lächelte sie und sagte: „Ich habe meinem Gehirn beigebracht, aufzuhören, gegen mich zu kämpfen." Sie erklärte ihre einfache tägliche Praxis: zehn Minuten Meditation, ein Dankbarkeitstagebuch und Gedanken zu wählen, die ihr Wohlbefinden unterstützten. „Es ist wie mentale Ernährung", sagte sie. „Du fütterst dein Gehirn mit dem, was dein Körper werden soll."

Eines Abends öffnete sie das alte Notizbuch ihrer Mutter erneut und schrieb eine neue Zeile unter den Satz, der alles begonnen hatte:
„Der Geist ist Medizin. Der Glaube ist das Rezept. Dankbarkeit ist die tägliche Dosis."

Jahre später unterrichtete sie Achtsamkeit in einem Gemeindezentrum und half anderen Menschen, die sich genauso verloren fühlten wie sie einst. Während eines Kurses fragte eine junge Frau: „Woher weiß ich, dass es funktioniert?" Claire lächelte. „Wenn dein Frieden länger anhält als deine Probleme", antwortete sie, „weißt du, dass dein Geist zu deinem Heiler geworden ist."

Als die Teilnehmer die Augen schlossen, um zu atmen, legte Claire eine Hand auf ihr Herz. Ihre Gedanken waren nun ruhig, ihr Körper stabil. Heilung war nicht länger etwas, das sie tat – sie war zu einem Teil von ihr geworden.

Epilog: Das selbstheilende Gehirn – Leben als die Medizin

Wenn Sie am Ende dieser Reise angekommen sind – durch Bewusstsein, Atem, Glauben, Bewegung und Ernährung – erkennen Sie etwas Tiefgreifendes: Der Heiler, nach dem Sie gesucht haben, hat immer in Ihnen gelebt. Jede Lektion, jede Übung, jede Meditation in diesem Buch diente nicht dazu, etwas Neues hinzuzufügen, sondern sich an das zu erinnern, was schon immer wahr war. Ihr Gehirn hat nie aufgehört, für Sie zu arbeiten. Es hat nur auf Ihre Führung gewartet. Wenn Sie mit Klarheit zu ihm sprechen, es mit Absicht nähren und mit Beständigkeit trainieren, reagiert es wie der treueste Verbündete, den es gibt.

Das menschliche Gehirn ist ein Wunderwerk der Natur. Es lernt, vergisst und erneuert sich unaufhörlich. Es passt sich an Traumata an und kann Schmerz in Weisheit verwandeln. Es ist zugleich zerbrechlich und unendlich widerstandsfähig. Dennoch gehen die meisten Menschen durchs Leben, ohne sich der Kraft bewusst zu sein, die nur wenige Zentimeter hinter ihren Augen pulsiert – der Kraft, ihre Biologie zu verändern, ihre Emotionen neu zu schreiben und ihre Gesundheit zu erneuern. Der Zweck dieses Buches war nie nur, Ihnen zu zeigen, wie Sie Ihren Körper heilen können; es sollte Sie daran erinnern, dass Ihr Geist der Bauplan für jede Zelle Ihres Seins ist. Sie sind nicht der Passagier in Ihrem Körper – Sie sind der Architekt, der Regisseur und der Arzt Ihrer inneren Welt.

Jeder Gedanke, den Sie denken, ist eine Dosis Chemie. Jede Emotion, die Sie fühlen, ist ein Signal, das Ihrem Körper beibringt, wie er auf das Leben reagieren soll. Dankbarkeit stärkt das Immunsystem. Angst schwächt es. Freude erweitert Ihre Energie. Groll erschöpft sie. Wenn Sie das verstehen, beginnen Sie, Verantwortung für Ihr inneres Klima zu übernehmen. Sie hören auf, auf äußere Lösungen zu warten, und beginnen, Heilung von innen zu erzeugen. Sie werden zu Ihrer eigenen Umgebung – ruhig, sicher und sich selbst tragend.

Heilung, wie Sie nun wissen, bedeutet nicht, Symptome zu beseitigen. Es bedeutet, die Kommunikation wiederherzustellen – zwischen Gehirn und Körper, zwischen bewusstem und unbewusstem Geist, zwischen der Person, die Sie gewesen sind, und der Person, die Sie werden. Wenn diese Kommunikation frei fließt, fließt auch die Energie frei. Die Schmerzen, die Müdigkeit oder die Verwirrung, die einst wie Feinde erschienen, werden zu Botschaften – Signale, die Sie zurück ins Gleichgewicht führen. Der Körper verrät Sie nicht; er spricht mit Ihnen. Er flüstert durch Empfindungen,

Emotionen und Intuition. Wenn Sie zuhören, muss er nicht mehr schreien.

Der Weg nach vorn ist kein Ziel, sondern ein Rhythmus – ein täglicher Dialog mit Ihrer eigenen Intelligenz. An manchen Tagen fühlen Sie sich ausgerichtet und voller Energie; an anderen vielleicht zerstreut oder müde. Beides gehört zum Prozess. Heilung verläuft nicht linear. Sie entfaltet sich in Wellen, genau wie der Atem. Atmen Sie Klarheit ein, Zweifel aus. Atmen Sie Vertrauen ein, Angst aus. Jedes Mal, wenn Sie zur Achtsamkeit zurückkehren, stärken Sie neue neuronale Verbindungen für Frieden und Widerstandskraft. Jede Wiederholung, jeder Moment der Präsenz ist ein Signal an Ihr Gehirn, dass Sie sicher sind – und Sicherheit ist die Grundlage jeder Regeneration.

Um diese Veränderung aufrechtzuerhalten, integrieren Sie Ihre Praktiken in Ihr Leben, statt sie als isolierte „Wellness-Aufgaben" zu betrachten. Ihr Atem ist immer bei Ihnen – nutzen Sie ihn im Verkehr, während Gesprächen oder bei der Arbeit. Dankbarkeit kann in Mahlzeiten oder Spaziergänge im Freien eingebettet werden. Bewegung braucht kein Fitnessstudio; sie kann das einfache Dehnen am Morgen sein. Visualisierung kann vor dem Schlafengehen oder während Sie irgendwo warten stattfinden. Heilung ist kein Ort, den Sie besuchen – sie ist eine Art zu leben.

In Momenten des Zweifels kehren Sie zu den Wahrheiten zurück, die Sie gelernt haben:
Sie sind nicht Ihre Krankheit.
Sie sind nicht Ihr Stress.
Sie sind nicht Ihre Vergangenheit.
Sie sind das Bewusstsein, das alle drei verwandeln kann.

Der Geist kann Krankheit erschaffen — und er kann Gesundheit erschaffen. Er kann Chaos erzeugen oder Kohärenz, Erschöpfung oder Vitalität. Sie haben gelernt, diese Kraft durch Gedanken, Emotionen und Gewohnheiten zu lenken. Dieselbe Macht, die einst Schmerz erschaffen hat, kann jetzt Frieden erschaffen. Ihrem Gehirn ist es gleichgültig, was es erschafft — es folgt nur dem, was am häufigsten wiederholt wird. Also wiederholen Sie Liebe. Wiederholen Sie Dankbarkeit. Wiederholen Sie Freude. Das Gehirn folgt dem Meister, der es am häufigsten trainiert.

Die Wissenschaft beginnt gerade zu beweisen, was alte Weisheiten schon immer gelehrt haben: Der Geist ist nicht vom Körper begrenzt — er führt ihn. Meditation, Visualisierung und Glaube sind keine spirituellen Fantasien; sie sind physiologische Befehle. Dankbarkeit verdrahtet Neuronen neu. Vergebung senkt den Blutdruck. Freude stärkt das Immunsystem. Jede spirituelle Wahrheit wird irgendwann zu einer wissenschaftlichen Entdeckung. Sie selbst sind der lebende Beweis dafür.

Die Welt, die Sie wahrnehmen, wird durch Ihren inneren Zustand gefiltert. Wenn Sie sich ausgeglichen fühlen, erscheint das Leben ausgeglichen. Wenn Sie Chaos fühlen, spiegelt das Leben dieses Chaos wider. Um Ihre Welt zu heilen, heilen Sie zuerst Ihre innere Landschaft. Wenn Ihr Gehirn beginnt, aus Kohärenz zu funktionieren, verändern sich auch Ihre Beziehungen, Chancen und sogar Ihre Umgebung. Sie ziehen Harmonie an, weil Sie sie ausstrahlen. Das ist die tiefere Kraft des selbstheilenden Gehirns — es stellt nicht nur Ihre Gesundheit wieder her; es formt Ihre Realität neu.

Betrachten Sie sich selbst sowohl als Schüler als auch als Lehrer dieses Prozesses. Ihr Leben von diesem Moment an ist das Klassenzimmer. Jede Herausforderung ist eine Einladung, das Gelernte anzuwenden — zu atmen statt zu reagieren, zu beobachten statt zu urteilen, zu erschaffen statt zu zerbrechen. Jedes Mal, wenn Sie bewusst reagieren, stärken Sie die Identität eines Heilers — nicht nur für sich selbst, sondern auch für die Menschen um Sie herum. Ihr Frieden wird ansteckend. Ihre Präsenz wird zur Medizin für andere.

Es kann Momente geben, in denen alte Gewohnheiten zurückkehren, wenn Angst wieder auftaucht oder Stress stärker erscheint als Vertrauen. Widerstehen Sie in diesen Momenten nicht. Erinnern Sie sich einfach daran: Der Geist lernt durch Wiederholung, und Wiederholung führt immer zur Meisterschaft. Kehren Sie zu Ihrem Atem zurück. Erinnern Sie sich an Ihre Dankbarkeit. Aktivieren Sie Ihre Visualisierung. Ihre Heilpraxis ist wie die Gezeiten des Ozeans — immer bereit, wieder anzusteigen. Das Einzige, was zählt, ist Ihre Rückkehr.

Eines Tages, vielleicht ohne es bewusst zu bemerken, werden Sie aufwachen und erkennen, dass Sie nicht mehr versuchen zu heilen — Sie leben einfach im Einklang mit dem Leben selbst. Ihr Gehirn wird nicht mehr zwischen Vergangenheit und Zukunft hin- und herhetzen; es wird im ruhigen Puls des gegenwärtigen Moments ruhen. Sie werden atmen, sich bewegen und denken mit Leichtigkeit. Sie werden sich verbunden fühlen — mit Ihrem Körper, mit anderen und mit etwas viel Größerem. Dann werden Sie verstehen, dass Heilung nie bedeutete, jemand Neues zu werden. Es ging immer darum, sich daran zu erinnern, wer Sie bereits sind — ganz, fähig und voller Leben.

Das selbstheilende Gehirn ist keine Theorie. Es sind Sie. Es ist jede Entscheidung, die Sie treffen, um sich mit Frieden auszurichten, jeder Atemzug in Achtsamkeit, jeder Gedanke, den Sie mit Liebe verwandeln. Sie sind nicht nur das Ergebnis

Ihrer Biologie – Sie sind ihr Dirigent. Das Gehirn folgt Ihrer Richtung. Der Körper folgt Ihrer Emotion. Das Leben folgt Ihrem Fokus. Und von diesem Moment an ist Ihr Fokus Schöpfung, nicht Überleben.

Wenn Sie dieses Buch also schließen, nehmen Sie einen tiefen, bewussten Atemzug.
Atmen Sie Möglichkeiten ein. Atmen Sie die Vergangenheit aus.
Sagen Sie still zu sich selbst:

„Ich bin meine eigene Medizin."

Und wissen Sie ohne Zweifel, dass Ihr Gehirn – Ihr wundersames, sich ständig erneuerndes Gehirn – Sie gehört hat und den Rest Ihres Lebens damit verbringen wird, diese Wahrheit zu bestätigen.

www.ingramcontent.com/pod-product-compliance
Lightning Source LLC
LaVergne TN
LVHW022006200926
848481LV00007B/2266

* 9 7 9 8 2 9 5 7 2 1 3 7 3 *